Dieses Buch
widme ich meiner
Gesundheit

KNAUR.LEBEN

Ruediger Dahlke

IMMUNBOOSTER
VEGAN

Vegane Ernährung kurz und knapp –
mit 24 Rezepten und einer Detox-Kur

KNAUR.LEBEN

Die in diesem Buch vorgestellten Empfehlungen wurden vom Autor und dem Verlag sorgfältig geprüft und haben sich in der Praxis bewährt. Dennoch kann keine Garantie für das Ergebnis übernommen werden. Der Verlag und der Autor schließen jegliche Haftung für Gesundheits- und Personenschäden aus.

**Besuchen Sie uns im Internet:
www.knaur-leben.de**

Aus Verantwortung für die Umwelt hat sich die Verlagsgruppe Droemer Knaur zu einer nachhaltigen Buchproduktion verpflichtet. Der bewusste Umgang mit unseren Ressourcen, der Schutz unseres Klimas und der Natur gehören zu unseren obersten Unternehmenszielen. Gemeinsam mit unseren Partnern und Lieferanten setzen wir uns für eine klimaneutrale Buchproduktion ein, die den Erwerb von Klimazertifikaten zur Kompensation des CO_2-Ausstoßes einschließt. Weitere Informationen finden Sie unter: www.klimaneutralerverlag.de

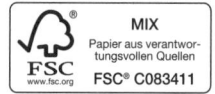

Originalausgabe Januar 2021
Knaur.Leben Taschenbuch
© 2021 Knaur Verlag
Ein Imprint der Verlagsgruppe
Droemer Knaur GmbH & Co. KG, München
Alle Rechte vorbehalten. Das Werk darf – auch teilweise – nur mit Genehmigung des Verlags wiedergegeben werden.
Redaktion: Christine Stecher
Rezepte: Theresa Miutz, TamanGa
Covergestaltung: Isabella Materne
Coverabbildung: Marion Stelter
Abbildungen im Innenteil: Marion Stelter
Satz: Adobe InDesign im Verlag
Druck und Bindung: CPI books GmbH, Leck
ISBN 978-3-426-87912-2

Dank

Ich danke all meinen *Peace Food*-NachfolgerInnen, deren Erfahrungen über gute zehn Jahre solch ein Buch erst ermöglichen – und Christina Eck für ihr engagiertes Korrigieren und Inspirieren sowie Christine Stecher für ihr bewährtes Lektorat.

Inhalt

Wir selbst bestimmen das Milieu 8

WAS SAGT DIE WISSENSCHAFT?
Eine Welt voller Mikroorganismen 12
   Eine gute Darmflora aufbauen 12
   Entzündungen den Boden entziehen 14
Schutz durch pflanzlich-vollwertige Kost 18
   Statt Gift mehr Licht aufnehmen 19
   Erfahrungen, die Mut machen und motivieren . . . 25

WAS ESSEN WIR DENN NUN?
Hinweise für den Umstieg auf mehr Qualität 32
   Fasten als Vorbereitung auf mehr Genuss 32
   Sich nicht beirren lassen –
   Argumentationshilfen für den Alltag 35
Die Fülle des Geschmacks 40
   Heil- und Lebensmittel für das Immunsystem . . . 42
Wie lässt sich pflanzlich-vollwertige Kost
   noch verbessern? 46

Immunbooster-Rezepte 50
 Getränke und Smoothies 51
 Salate 62
 Suppen 70
 Detox-Wochenplan –
  Bahn frei für die Selbstheilungskraft 78

Gesunde Perspektiven 83

ANHANG
Anmerkungen 88
Veröffentlichungen von Ruediger Dahlke 90
Adressen 93

Wir selbst bestimmen das Milieu

Das Immunsystem ist nach dem Nervensystem der komplexeste Teil unseres Organismus und praktisch über den ganzen Körper verteilt. Unsere Abwehr hält uns idealerweise mit ihrer Fülle verschiedener »Truppengattungen« gesund, ohne dass wir es bemerken. Im Laufe unseres Lebens nimmt ihre Schlagkraft jedoch durch ständige Abwehrkämpfe, Belastungen und Ablagerungen von Schlacken und Giften ab. Letzteres müsste aber nicht sein. Der Eintrag an Giften, die sich über die Jahre hinweg anhäufen und alle Systeme und eben auch das der Abwehr blockieren, lässt sich verringern, sogar stoppen und mit Fasten und pflanzlich-vollwertiger Kost auch wieder zurückschrauben. Wenn kaum noch Gift hereinkommt, schon vorhandenes abgebaut und obendrein das Immunsystem gestärkt wird, ist Erstaunliches, an Wunder Grenzendes möglich. Stellen wir uns nur einmal vor, an keiner Grippewelle mehr teilnehmen zu müssen, vor Erkältungen und anderen Entzündungen geschützt zu sein, Allergien und Autoimmunerkrankungen aufzugeben, das Thema Herzinfarkt auszuschließen, das Krebsrisiko signifikant zu reduzieren und keine Angst mehr vor Alzheimer, dem großen Vergessen, zu haben. Was ziemlich utopisch klingen mag, ist meiner Erfahrung nach leicht zu verwirklichen – und darüber werden Sie gleich mehr erfahren.

Grundsätzlich rate ich dazu, aus bestimmten Szenarien von Gesundheitswarnungen auszusteigen. Sich zum Beispiel nicht jedes Jahr aus Angst vor einer neuen Grippewelle hertreiben und dabei auf Viren fixieren zu lassen. Ganz egal, was im Außen geschieht – was gerade vonseiten der Politik, Wirtschaft, Medizin oder von Influencern und Medien propagiert wird und welche Viren uns tatsächlich be- und heimsuchen –, wir haben die Möglichkeit, das Milieu zu bestimmen, das Krankheitserreger in unserem Körper vorfinden.

Die Heilkunde hat uns längst gelehrt, wie viel wichtiger das Terrain ist, auf dem sich unser Immunsystem pausenlos zu bewähren hat. Hinzu kommen die jüngsten Fortschritte der Medizin, die hoffentlich nicht länger ignoriert werden. Versetzen wir uns also in Zukunft nicht mehr durch Vogel-, Schweine- und Covid-19-Grippe in Panik. Die Medizin weiß es längst besser. Damit ersparen wir uns auch neue, aus Zeitmangel unzureichend getestete Impfungen. Wer will, lasse sich impfen, aber alle Hoffnungen auf einen jährlich nur rasch durchgewunkenen, zu wenig erprobten Grippeimpfstoff zu setzen, ist eine schlechte Option. Wie viel klüger stattdessen, die körpereigene Abwehrkraft zu steigern!

WAS SAGT DIE WISSENSCHAFT?

Eine Welt voller Mikroorganismen

Als Robert Koch, Begründer der Bakteriologie und damit einer neuen Medizinära, die Überzeugung vertrat, Erreger seien der Schlüssel zu allen Krankheitsbildern, widersprach ihm Max von Pettenkofer, der als Begründer der wissenschaftlichen Hygiene gilt. Pettenkofer hatte die Stadt München von der Cholera befreit, aber nicht durch Impfungen, die es noch nicht gab, sondern durch Sanierung der Trinkwasserversorgung und des Abwassersystems. Er hielt den damals allgegenwärtigen Dreck für die Ursache der Choleraausbrüche. Der wissenschaftliche Disput zwischen beiden gipfelte schließlich in Pettenkofers Angebot, ein von Koch nach München gesandtes Reagenzglas voll Cholerabakterien vor dem Auditorium auszutrinken, ohne in der Folge zu erkranken. Koch sandte das Glas, Pettenkofer trank es aus – und infizierte sich nicht.

Tatsächlich hatten beide recht und unrecht. Choleraerreger sind gefährlich, aber nicht für jeden jederzeit. Da seine Abwehr mit den Erregern problemlos fertigwurde, bewies Pettenkofer ungewollt, dass entscheidender als die Erreger das Terrain ist. Auch Koch soll gegen Ende seiner Karriere diesen Sachverhalt erkannt haben.

Eine gute Darmflora aufbauen

Louis Pasteur, der französische Mikrobiologe, nach dessen Methode des Erhitzens wir bis heute Milch haltbar machen, hielt den Organismus für keimfrei und

Mikroben für Feinde des Lebens. Er lag fortwährend im Streit mit dem Chemiker und Mediziner Antoine Béchamp, der davon ausging, Mikroben seien allgegenwärtig und Teil des Lebens.

Heute wissen wir, dass Béchamp recht hatte: Wir leben in einem von unzähligen Mikroben belebten Universum. Allein im Darm haben wir zehnmal mehr Bakterien als Zellen im Körper. Wir nennen diese lebensnotwendigen bakteriellen Mitarbeiterinnen Symbionten und sind auf gute Beziehung zu ihnen angewiesen. Schon Hippokrates wies auf die Bedeutung des Darms für unsere Gesundheit hin.

Zur Abwehrsteigerung können wir die Symbionten der Darmflora als Teil des Immunsystems gezielt fördern und ernähren. Ich mache das seit Jahrzehnten mit Fasten, pflanzlich-vollwertiger Kost und mit einem die Ernährungsumstellung begleitenden »Kraftfutter« namens »Rechtsregulat«, das der Münchner Apotheker Niedermaier durch stufenförmige Fermentierung entwickelt hatte. Auch meine PatientInnen sprachen ausgezeichnet darauf an, und so wurde es Standard bei uns, lange bevor wissenschaftlich bewiesen war, wie entscheidend »Rechtsregulat« die im Abwehrkampf gegen Viren so wichtigen natürlichen Killerzellen vermehrt.[1] Bei gestörter Zusammenarbeit (Dysbiose), bei Krieg im Darm und Immunschwäche gilt nach wie vor Hippokrates' Erkenntnis: »Der Tod sitzt im Darm.«

Hausärzte wissen aus Erfahrung, dass unter ihren PatientInnen einige keine Grippewelle auslassen und andere daran nie teilnehmen, und zwar – für reine Schulmediziner verblüffend – unabhängig von Grippeimpfungen. Letzteres war schon in meinen ersten zwanzig Arztjahren klar, da immer gegen den Erreger der vergangenen Grippewelle geimpft wurde, die neue Epidemie aber von einem veränderten Virus ausging. So wurde nachweislich jahrzehntelang PatientInnen mit nutzlosen, aber nebenwirkungsreichen Seren geschadet. Dabei heißt ein alter, mir schon von meinem Arzt-Großvater eingeprägter Grundsatz der Medizin: »*Primum nil nocere* – Vor allem nicht schaden!«

Seit mit dem aktuellen Erreger geimpft wird, hat sich – aus meiner Sicht – leider die Situation für die Impflinge nicht sehr verbessert. Geimpfte haben möglicherweise einen gewissen Schutz vor dem Grippevirus, gegen das geimpft wurde, bekommen aber laut Studie viermal mehr Probleme mit anderen Viren.[2] Menschen erkranken entsprechend ihrer Immunlage.

Entzündungen den Boden entziehen

Entzündungsprozesse im Körper schwächen das Immunsystem und sind Auslöser von Krankheit. Hier können und müssen wir ansetzen, um uns unsere Abwehrkraft zu bewahren.

Ein Entzündungsmarker ist der CRP-Wert (C-reaktives Protein). Mit seiner Hilfe hat Andreas Michalsen (Immanuel-Krankenhaus der Charité Berlin) wissenschaftlich belegt, dass beim Fasten die Entzündungsbereitschaft des Organismus abnimmt. Fasten bedeutet Minimalernährung bei ketogenem Stoffwechsel, bei dem wir wesentlich von eigenen Fettreserven, geringem Eiweiß und minimalem Kohlenhydratanteil leben. Der Organismus wird bei dieser minimalen pflanzlichen Kost aus Kräutertees und Gemüsesud-Fastensuppen abwehrstärker, was ein sinkender CRP-Wert belegt.

Dem entspricht die Erfahrung, dass sich unsere fastenden PatientInnen nach drei Tagen praktisch nicht mehr anstecken. In den ersten drei Tagen verbessert sich die Abwehrlage nur leicht. Die Abnahme der Leukozyten (weiße Blutkörperchen) in diesen Tagen führt Valter Longo (UCLA, University of California Los Angeles) auf die Ausmusterung alter, beschädigter Leukozyten zurück. Da die Abwehrleistung dabei nicht sinkt, trugen diese nicht mehr zur Immunstärke bei. Am vierten Tag sind sie ersetzt, und die Abwehrsituation ist bereits um 40 % besser als zu Fastenbeginn. Nach Longo ist Fasten *der* Jungbrunnen des Immunsystems.

Durch pflanzliche Kost nach dem Fasten sinkt die Entzündungsbereitschaft weiter ab, kenntlich am Entzündungsmarker. Der immunsteigernde Effekt zeigt sich auch bei chronisch-entzündlichen Herden (Silent Inflammation). Sie sind weder mit hoch dosierten Antibiotikagaben noch mit Langzeit-Antibiose sanierbar, weil dafür meist unzureichend durchblutet. Aber pflanzlich-vollwertige Kost wirkt solchen schwelenden Entzündungen ganz nebenbei entgegen. PatientInnen berichteten staunend von unerwarteten Besserungen an Zahn-, Mandel-, Prostata- und anderen Entzündungsherden.

Forscher vom Deutschen Institut für Ernährungsforschung (DIfE) werteten 29 wissenschaftliche Arbeiten über die Auswirkungen pflanzenbetonter Kost auf die Entzündungsmarker-Spiegel übergewichtiger Menschen aus. Sie nutzten alle infrage kommenden Ernährungsstudien von 1946 bis 2016, die in den Datenbanken *Medline* und *Embase* sowie im *Cochrane Central Register of Controlled Trials* erschienen waren. 29 Publikationen mit Daten von insgesamt 2689 Studienteilnehmern im Alter zwischen 28 und 68 Jahren erfüllten die für die Metaanalyse gestellten Auswahlkriterien einer Interventionsstudie mit pflanzenbetonter Kost sowie ausreichend großen Datenmengen. Die daraufhin 2016 in der Fachzeitschrift *Obesity Reviews* publizierte Metaanalyse zeigt, wie unter pflanzenreicher Ernährung im Vergleich zur Kontrolldiät die CRP-Werte um durchschnittlich 0,55 mg/l und die Werte für Interleukin-6 um 0,25 ng/l sanken. Das heißt, pflanzliche Ernährung kann Entzündungen bessern und ihnen vorbeugen.

Nebenbei stellte sich heraus, dass überflüssiges Fettgewebe Substanzen produziert, die Entzündungen sogar fördern. Überernährung verursacht die Produktion von Stoffen wie C-reaktives Protein (CRP) und Interleukin in Fettzellen, was eine Entzündungskaskade in Gang setzt. Diese Forschungsergebnisse dürften für Übergewichtige ein besonderer Ansporn sein, durch pflanzenbetonte Ernährung ihr Entzündungsmarker-Profil deutlich zu verbessern und hierdurch selbst viel zur Vorbeugung von Herzinfarkt und Diabetes Typ II beizutragen.

Bezüglich Diabetes Typ I belegen außerdem seit Colin Campbells berühmter *China-Study* mehrere Untersuchungen einen Zusammenhang zwischen jugendlichem Diabetes und Kuhmilchkonsum.[3] Wenn wir bei Diabetes Typ I eine Autoimmunkrankheit annehmen, geht die Erhöhung der Entzündungsbereitschaft also nicht nur von Fleisch, sondern auch von Milch(produkten) aus.

Wenn auch Multivitaminpräparate die Abwehrlage verbessern, wie eine Studie zeigt,[4] kann bunte Pflanzenkost voller verschiedener natürlicher Vitamine das umso besser. Nur werden bei uns eher Präparate beforscht. Pflanzenkost direkt aus der Natur hat den unbezahlbaren Vorteil, alle möglichen sekundären Pflanzenstoffe zu enthalten – einschließlich noch nicht entdeckter. In Versuchen an Mäusen wurde beispielsweise belegt, dass die antioxidativen Eigenschaften von Vitamin E Auswirkungen der Influenza auf die Lunge reduzieren.[5] Es gibt sogar schon eine Studie, die beweist, wie positiv ein hoher Vitamin-D-Spiegel den Verlauf von Covid-19-Erkrankungen beeinflusst.[6] Dieser ist allerdings am einfachsten und nachhaltigsten durch Sonnenbaden zu erreichen, denn das von seiner Bioverfügbarkeit nachhaltigste Vitamin D ist faktisch ein Hormon, das die Sonne in der Haut bildet. Spätestens jeden dritten Tag sollten wir daher möglichst viel Haut für eine halbe Stunde der Sonne zeigen – wobei sie in unseren Breiten nur von März bis Oktober die nötige Kraft hat. So war ein gefährlicher Schatten des Lockdowns bei Covid-19, uns von der Sonne und frischer Luft vor allem der Wälder abzuschneiden. Die positive immunstärkende Wirkung gilt natürlich auch für Vitamin D aus Pflanzen, etwa aus Avocados, und aus Pilzen, vor allem Steinpilzen.

Generell besitzen fast alle natürlichen, pflanzlichen Lebensmittel den Antioxidantien-Effekt gegen freie Radikale und dienen dem Zellschutz; tierische Nahrung wirkt dagegen nicht als Radikalfänger. Mein zu Beginn der Covid-19-Welle geschriebenes Buch *Schutz vor Infektionen. Immunkraft steigern – natürlich und nachhaltig* zitiert fast 100 Studien vor allem zur Abwehrstärkung durch Pflanzen.

Schutz durch pflanzlich-vollwertige Kost

Verseuchung mit pathogenen Keimen droht überall, aber überwiegend durch tierische Produkte. Außerdem stammen Grippeerreger von Tieren, siehe Vogel-, Schweine- und Fledermausgrippe.

In Nahrung tierischen Ursprungs steckt infektiöse Gefahr, wie es nicht nur hierzulande die häufigen Fleischskandale deutlich machen. Der amerikanische Arzt und Ernährungsexperte Michael Greger dokumentierte, dass jährlich fast 100 000 US-Amerikaner eine Lebensmittelvergiftung durch Schweinefleisch erleiden, das mit Yersinia-Bakterien verseucht ist.[7] Es führt nach akuten Entzündungen häufig zu chronischen Entzündungen der Gelenke, des Herzens, der Nieren und Augen. Vor allem aber enthalten nach Gregers Recherchen 42 % aller abgepackten Fleischwaren den Problemkeim Chlostridium difficile, der – weitgehend resistent gegen Antibiotika – weder beim normalen Erhitzen noch durch Waschen mit Seife oder Alkohollösungen abstirbt. Er befällt jährlich eine Viertelmillion Amerikaner, für viele mit tödlichem Ausgang. Bei Stichproben werden zudem regelmäßig Salmonellen auf Eiern und Geflügelfleisch gefunden. Mit pflanzlich-vollwertiger Kost meiden wir diese Gefahrenquellen, wobei natürlich auch bei Keimgeräten für Sprossengemüse gute Hygiene nötig ist.

Statt Gift mehr Licht aufnehmen

Das Schweizer Bundesamt für Gesundheit (BAG) analysierte den Gifteintrag aus verschiedenen Nahrungsmittelgruppen: 92 % der gefährlichsten Gifte wie Dioxin nehmen wir über Tierprotein zu uns. Der Löwenanteil, 47 %, stammt aus Milchprodukten, da Kühe über Laktation entgiften. Es folgen 22 % aus Fisch, da wir ausschließlich Raubfische essen, die zeit ihres Lebens aufgenommene Gifte im Gewebe speichern. Fleisch kommt mit 21 % erst an dritter Stelle, weil wir zwar viel mehr Fleisch als Fisch verspeisen, aber nur Fleisch von Pflanzenfressern. 2 % der Gifte stammen aus Eiern, 8 % aus pflanzlichen Lebensmitteln. Letzteres betrifft konventionell gezogenes Gemüse. Wer sich – wie empfohlen – an pflanzlich-vollwertige Kost hält, reduziert die Belastung nochmals deutlich.

Dieses Ausmaß an Gift in der Nahrung blockiert all unsere Organsysteme und auch das über den ganzen Körper verteilte Immunsystem. Insofern belegt die Schweizer Studie, was für ein Immunbooster pflanzliche Kost ist, die den Gifteintrag fast ganz unterbindet und zudem weiterhin entgiftend wirkt, schon allein durch die Menge der Faserstoffe.

Pflanzenkost unter Verzicht auf alle Produkte aus tierischer Quelle bedeutet vegane Ernährung. Aber vegan allein genügt nicht. Es beginnt damit, dass Obst, Gemüse und Getreide aus konventionellem Anbau mit Herbi-, Pesti- und Fungiziden belastet sind. Außerdem sind aus Getreide oder Obst gebrannte Alkoholika wie Schnaps, Whisky, Wodka genauso wie Maissirup oder Zigarren und Zigaretten, Weißmehl und -zucker zwar eindeutig vegan, also rein pflanzlichen Ursprungs, aber ungesund. Außerdem hat die Nahrungsmittelindustrie, dem veganen Trend folgend, eine Fülle einplastifizierter Produkte auf den Markt gebracht, die statt voll- eher minder- oder sogar müllwertig sind.

Wegen dieser entscheidenden Frage nach der Qualität plädiere ich für pflanzlich-vollwertige Ernährung, die ich auch als *Peace Food* bezeichne. *Peace Food* meint pflanzlich-vollwertige, obendrein möglichst frische Kost, die »Industriemüll« von vornherein ausschließt. Ihr Qualitätsmerkmal ist das in ihr gespeicherte Licht, das heißt ihr Reichtum an Biophotonen.

Nach Erwin Schrödinger, dem Nobelpreisträger für Physik, sind wir Lichtsäuger. Je mehr Licht wir aufnehmen, desto lichter ist unsere Ausstrahlung, die wir auch Charisma nennen. Im Osten ist dieser Zusammenhang geläufig. Im deutschsprachigen Raum finden wir zumindest den Ausdruck, dass jemand eine oder eben keine Leuchte sei, wobei Ausstrahlung nicht nur eine Frage geistig-seelischer Qualitäten ist, sondern auch ganz handfest eine der Ernährungsweise. Nachweise dafür erbrachte der deutsche Physiker Fritz-Albert Popp. Er hat als Erster die Photonenausstrahlung organischer Gewebe mit Restlichtverstärkern gemessen und herausgefunden, dass pflanzlich-vollwertige Frischkost am meisten Photonen oder Lichtteilchen abgibt.[8] Er sprach von Biolumineszenz. Wer das Leuchten des Lebens spüren und ausstrahlen mag, ist folglich gut beraten, Nahrung mit einem hohen Gehalt an Biophotonen zu sich zu nehmen.

Nach Popps Studien enthalten frische Wildkräuter und Keime von Pflanzen am meisten Biophotonen. Zu beobachten ist, dass Rotwild sehr wählerisch solche ausgesuchten Leckerbissen zupft, und Veganer sollten sich an diesem Beispiel orientieren. Nach Wildkräutern und Keimlingen folgen, gemessen am Lichtgehalt, nicht hybridisiertes Biogemüse und -obst, und zwar in deutlichem Abstand vor solchem aus konventionellem Anbau.

Frisches Fleisch strahlt ebenfalls Biophotonen aus; nicht jedoch abgehangenes, wie es bei uns in den Handel kommt. Tiefkühlkost enthält zwar noch die meisten Vitamine und sekundären Pflanzenstoffe des Geernteten, aber keine Biophotonen. Ähnlich wie Gekochtes hat Tiefgefrorenes nicht mehr viel Lebensenergie; so können gekochte oder tiefgefrorene Samen nicht mehr keimen. Bei Getrocknetem ist es dagegen sehr wohl möglich, fand man doch keimfähige Körner aus der Römerzeit. Letztlich bietet pflanzlich-vollwertige Kost in Form frischer Rohkost die lebendigste Nahrung.

Auf dem Gegenpol nehmen wir mit tierischer Nahrung am meisten Totes auf. Fleisch ist, wenn abgehangen, an sich schon Biophotonen-leer. Tiefgefrorenes Fleisch zu kochen, braten oder grillen zerstört ganz sicher die letzten Funken Lebensenergie.

Aus meiner Sicht kommt erschwerend das unsägliche Leid hinzu, das Tiere zuerst in den Monaten ihres Martyriums in Massentierzucht-Häusern ertragen und dann schlussendlich in modernen Großschlachthöfen erleben. Beim Anstehen im Schlachtgang, auf dem Weg zur Tötungsbox schütten Tiere voller Panik aus, was sie an Angst- und Stresshormonen haben. Diese Neurotransmitter der Todesangst gelangen vom Blut ins Fleisch. Rinder, Schweine, Schafe oder Ziegen sind Säugetiere wie auch wir Menschen, und wir haben identische

Neurotransmitter und Hormone. Mit Fleisch nehmen wir folglich auch die Angst und Panik der Schlachttiere zu uns. Wenigen Mischköstlern ist wohl bewusst, was sie da alles mitessen.

Angst und natürlich erst recht Panik mindern die Abwehrkraft entscheidend. Das Wort Angst stammt vom Lateinischen *angustus*, was »eng« bedeutet. In der Enge, etwa in die Enge getrieben, entwickeln Menschen Angst, und ihre Abwehrkraft sinkt, wie die Psychoneuroimmunologie belegt, die Wissenschaft vom Zusammenspiel zwischen Seele und Immunsystem. Bezeichnenderweise kamen Panikattacken im heute herrschenden Ausmaß erst auf, als die EU zuerst die Hofschlachtung verbot, dann durch entsprechende Auflagen die Schlachtung in Metzgereien und bald auch in kleinen Schlachthöfen. Österreicher entwickelten dieses Ausmaß an Panikattacken erst später, nach Eintritt ihres Landes in die EU.

Wer auf Gefährliches, Schädliches und Giftiges in der Kost verzichtet, das heißt in erster Linie auf Tierprotein, ist grundsätzlich im Vorteil. Wer zusätzlich über Frischkost mehr Biophotonen aufnimmt, wird eine l(e)ichtere Ausstrahlung entwickeln und sich entsprechend leichter und beschwingter fühlen. Auf Grundlage zahlreicher Forschungsarbeiten können wir erkennen, dass es kaum ein Krankheitsbild gibt, das sich nicht unter pflanzlich-vollwertiger Ernährung bessert, weil diese einfach für mehr Lebensenergie und stärkere Abwehrkraft sorgt und Vergiftung wie auch Verschlackung reduziert. Besonders Ersteres ist auch ein Vorteil bei seelischen Krankheitsbildern.

Durch pflanzenbasierte Ernährung verlieren Infektionen, Allergien und Autoimmunerkrankungen ihre

Bedrohlichkeit. Die PatientInnen profitieren direkt durch die entzündungshemmende und immunsteigernde Wirkung pflanzlicher Vollwertkost, wie Erfahrungen im letzten Jahrzehnt zeigten. Für die großen Geißeln Krebs und Herzinfarkt gilt Ähnliches. So belegte der deutsche Professor für Ernährungswissenschaft Claus Leitzmann, dass pflanzliche Kost die Wahrscheinlichkeit auf die zweittödlichste Krebsart, Dickdarmkrebs, um 90 % verringert, den für Frauen tödlichsten Brustkrebs um 50 % und den insgesamt häufigsten Prostatakrebs ebenfalls um 50 %.[9]

Seine Ergebnisse beziehen sich nur auf pflanzliche Ernährung. Nach meinen Erfahrungen können wir mit pflanzlich-vollwertiger Kost diesen Effekt noch deutlich verstärken.

Heute wissen wir, dass auch bei Krebs infektiöses Geschehen mit im Spiel ist, wenn auch meist nicht so vorrangig wie beim durch Papillomaviren geprägten Gebärmutterhalskrebs. Dabei macht schon der unter pflanzlicher Kost sinkende Entzündungsmarker (CRP-Wert) klar, wie vorbeugend, aber auch therapeutisch wirksam pflanzlich-vollwertige Kost wirkt. Und niemand müsse einen Herzinfarkt bekommen, wir bräuchten nur die Kost umzustellen, meinte US-Chirurg Dr. Caldwell Esselstyn.[10] In einer über Jahrzehnte angelegten Interventionsstudie konnte er nämlich mittels Röntgenbildern der Gefäße (Angiografien) belegen, wie pflanzlich-vollwertige Kost schon verschlossene Herzkranzgefäße wieder aufgehen ließ und arteriosklerotische Gefäßverschlüsse in Zukunft verhinderte. Doch bereits ein Becher Joghurt pro Tag machte den Effekt zunichte, wie eine entsprechende Kontrollgruppe zeigte. Da entzündliche Prozesse zu

Arterienverschlüssen mit beitragen, profitieren wir auch hier von der entzündungshemmenden Wirkung pflanzlicher Vollwertkost. Hinzu kommt, dass auch das Immunsystem wie alle Organe auf gute Durchblutung angewiesen ist, da seine Truppen zur Verteidigung des Körperlandes mit dem Blutstrom reisen.

Die gesündesten Menschen auf dieser Erde sind im Übrigen die Adventisten in Südkalifornien um die Stadt Loma Linda. Sie leben mehrheitlich seit vielen Generationen in allen Phasen des Lebens pflanzlich-vollwertig und Frischkost-betont, wie ihr Religionsstifter empfahl. Nach persönlichen Mitteilungen des Ernährungswissenschaftlers Claus Leitzmann erreichen dort Männer ein Durchschnittsalter von 89 und Frauen von 91 Jahren, und das bei meist bester Gesundheit. Viele werden über 100 Jahre alt.

Entsprechend empfiehlt die Academy of Nutrition and Dietetics (N.D.A.), die größte Ernährungsorganisation der Welt, ausgewogene pflanzliche Kost in allen Lebensphasen, das heißt für Frauen auch während Schwangerschaft und Stillphase – für Neugeborene ist Muttermilch selbstverständlich die beste Kost –, außerdem für Kleinkinder und Jugendliche, für erwachsene Männer und Frauen, eben für alle. Und was die N.D.A. als »ausgewogen« beschreibt, trifft das Wörtchen »bunt« noch besser, denn die Vielfarbigkeit der Nahrungspflanzen zeugt von der Vielfalt der enthaltenen sekundären Pflanzenstoffe, die Vitalität schenken. Studien an über Hundertjährigen dokumentieren deren ganz überwiegend karge und wesentlich pflanzenbasierte Ernährungsform bei reichlich Bewegung und erfüllender, nicht durch Ruhestand begrenzter Arbeit.

Erfahrungen, die Mut machen und motivieren

Es wird manchem als zu hoch gegriffen und übertrieben erscheinen, dass wir uns künftig saisonale Influenza-Epidemien und alle möglichen Scheußlichkeiten von Herzinfarkt bis Krebs durch vegane Lebensweise ersparen können. Allerdings ist das Ziel, durch solide Stärkung des Immunsystems keiner wie auch immer gearteten Grippewelle zum Opfer zu fallen, eine sehr realistische Angelegenheit. Meine eigene Erfahrung und die meines engeren Kreises im veganen Gäste- und Seminarzentrum TamanGa in der Südsteiermark mögen dafür zwar kein ausreichender Beleg sein. Auch die Erfahrung so vieler anderer *Peace Food*-Esser ist vielleicht noch nicht überzeugend genug. Aber wir haben zum Glück einen gut einhundert Jahre zurückliegenden »Großversuch«, der sogar wissenschaftliche Anerkennung durch die schon seinerzeit bedeutendste Medizinzeitschrift der Welt, *The Lancet*, erfuhr.

Im Ersten Weltkrieg geriet Dänemark unter Blockade, und eine Hungersnot schien unausweichlich zu folgen. Die Regierung berief Mikkel Hinhede zum Berater, einen renommierten Arzt, der vor allem mit natürlichen Methoden und 75 % weniger Medikamentenverbrauch ein angesehenes großes Krankenhaus erfolgreich leitete. Hinhede hatte eigene gute Erfahrungen mit kalorisch bescheidener, vor allem pflanzlicher Kost gemacht und empfahl diese für das ganze Land. Mit dem Slogan, entweder müssten die Schweine oder die Menschen hungern, überzeugte er Regierung und Bevölkerung, fast alle Schweine und ein Drittel der Kühe zu verkaufen und auf überwiegend pflanzliche Kost umzustellen, die damals automatisch vollwertig war. Schnapsbrennerei stellte man ein, um Getreide zu sparen, und früher an Schweine verfütterte Kleie wurde ein wesentlicher Nahrungsbestandteil. Fleisch und Milchprodukte gab es nur begrenzt und zu so hohen Preisen, dass sie wenigen Reichen vorbehalten blieben. Der überwiegende Teil der Bevölkerung lebte von Gemüse und Obst, wenig Frischmilch und halbierten Buttermengen. Auf diese Art und Weise wurde die Hungersnot vermieden.

Die Sensation aber folgte nach dem Krieg, als die Spanische Grippe 1918 über Europa hereinbrach und mehr als 20 Millionen Todesopfer forderte, sogar besonders unter jungen Menschen. Dieses Desaster blieb Dänemark aufgrund der Kostumstellung erspart. Als einziges Land in Europa verzeichnete es keinen Anstieg der Todeszahlen.

Hinhede hatte mit der weitgehenden Umstellung auf pflanzliche Kost sein Land sicher durch zwei drohende Katastrophen gesteuert. *The Lancet* erkannte seine Leistung an, die tatsächlich auch eine der pflanzlichen Kost war, und errechnete die Zahl der vorm Verhungern bewahrten Menschen auf über 6000. Was Hinhede den Dänen zusätzlich ersparte durch pflanzlichen Schutz vor der Spanischen Grippe, lässt sich gar nicht ermessen.

Ein anderer Heros der Medizin – und wie Hinhede Anhänger pflanzlicher Frischkost – war zeitgleich Chef eines Schweizer Krankenhauses mit mehr als 150 Betten: Maximilian Bircher-Benner. Damals war seine Klinik voll mit jungen Soldaten belegt, die an der Spanischen Grippe litten. Mithilfe pflanzlicher Frischkost und Methoden der Komplementärmedizin wie Überwärmungsbädern verlor er nicht einen dieser Patienten.

Es ist nur schwer verständlich, dass die Leistungen und Erfolge dieser beiden großen Ärzte und die in ihren Methoden liegenden Reaktionsmöglichkeiten auf heutige Epidemien und Pandemien, auf die damit verbundenen Ängste sowie auf die Umweltbedrohung so stark in Vergessenheit geraten sind. Das Birchermüsli ist zwar allseits bekannt, aber um die wirklichen Verdienste von Bircher-Benner weiß heute selbst in der Schweiz kaum jemand Näheres. Dabei hatte sein Rat zu pflanzlicher Frischkost auch seinem Land viel Leid erspart und die herrschende Hungersnot gemildert. Ausgerechnet in der Schweiz hinkt die Entwicklung zu veganer Kost im Vergleich zum übrigen deutschsprachigen Bereich heute weit hinterher.

Dass das Wirken von Hinhede vergessen wurde, hat vermutlich damit zu tun, dass er mit seinem um 75 % geringeren Verbrauch an Pharmaka schon damals der noch vergleichsweise schwachen Pharmaindustrie ein Dorn im Auge war und entsprechend bekämpft wurde. Hinzu kam die allmählich an Macht gewinnende Nahrungsmittelindustrie, die natürlich kein Interesse an einfacher Pflanzenkost zeigte, wie sie Hinhede und Bircher-Benner vertraten. Heute haben diese beiden fast allmächtigen Industriezweige ihre Lobbyisten bis in Entscheidungspositionen amtierender Regierungen vorgeschoben. So sind eindrucksvolle Studien über pflanzliche Kost in der Versenkung verschwunden. Dazu gehört auch das Werk von Bircher-Benners Sohn Ralph Bircher, das ausgerechnet unter dem Titel *Geheimarchiv der Ernährungslehre* erschien. Die bis heute geltenden Angaben zur Höhe unseres Bedarfs an Kalorien und zur Notwendigkeit der Aufnahme tierischen Proteins wurden schon vor vielen

Jahrzehnten gründlich widerlegt. Die Wirkung pflanzlicher Kost als Therapie im klinischen Bereich ist in der Vergangenheit in einem jahrelangen Versuch bestätigt und auch von den beteiligten Schulmedizinern anerkannt worden. Allein diese Ergebnisse können uns heute einfache Auswege aus vielen Krisen weisen.

Und jeder von uns vermag in diesem Sinne etwas zu tun – sowohl für das persönliche als auch weitergehend für das kollektive Wohl. Letztlich könnten wir sogar für die ganze Welt Wunder bewirken. Mit dem Wahlzettel werden wir kurzfristig kaum grundlegende Veränderungen erreichen, aber mit dem Einkaufszettel haben wir sofort Einfluss. Was wir nicht mehr kaufen, wird bald nicht mehr produziert. Auf die Qualität müssen wir immer achten, aber das wird leichter mit einer pflanzlich-vollwertigen Kostform, denn unsere Geschmackssinne werden mit ihr feiner und wir insgesamt sensibler.

Wer solch eine große Veränderung zum Besseren verwirklichen will, braucht starke *Motiv*ation. Der Schlüssel liegt also in einem starken Antrieb oder Beweggrund, der sich gut als positives Bild von sich selbst visualisieren lässt: gesund und abwehrstark im Körper, empathisch und offen in der Seele und mit einem Bewusstsein so weit wie die Welt.

Der Körper ist die Grundlage und sein starkes Immunsystem der Garant des Erfolges. Eine gewisse Gefahr stellen Zweifel dar, die unsere (Selbst-)Sicherheit oft mit Zwietracht und Verzweiflung torpedieren. Zweifel entspringen dem Bewusstsein, deshalb ist es wichtig und wünschenswert, auch hier für Ordnung zu sorgen.

Wer seine Konflikte auf Bewusstseinsebene austrägt oder im sozialen Raum, läuft nicht Gefahr, sie auf die

Körper-Bühne zu verdrängen. Meine Erfahrungen aus mehr als vierzig Arztjahren zeigen es: Wer offensiv lebt und seine Konflikte offen und bewusst austrägt, erkrankt viel weniger an Infektionen. Jede Entzündung stellt einen Krieg zwischen Immunsystem und Erregern dar, der in den Körper gesunken ist, weil er im Bewusstsein keinen Raum bekam. Das bezeugen die Erfahrungen mit *Krankheit als Symbol* (siehe Literaturverzeichnis) nun seit vier Jahrzehnten. Kurz und provokant gesagt: Wer sich vom Leben erregen lässt, ist vor Erregern sicher. Auseinandersetzungen auf geistiger, seelischer und sozialer Ebene auszutragen ist deshalb Vorbeugung gegen Kämpfe und sogar Kriege im Körper.

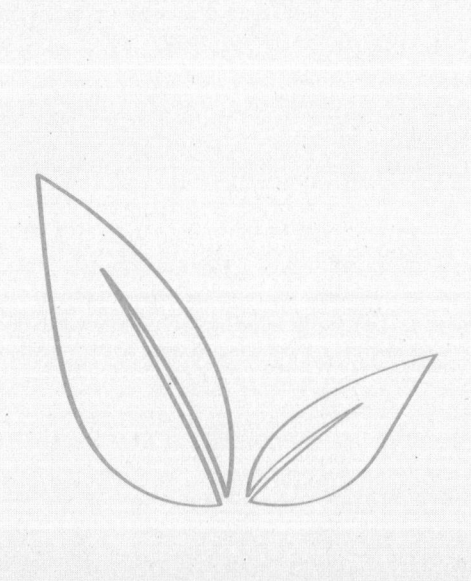

WAS ESSEN WIR DENN NUN?

Hinweise für den Umstieg auf mehr Qualität

Wer nichts Gefährliches, Giftiges und Schädliches mehr essen mag, erspare sich Tierprotein. Viel Licht bekommen wir von viel frischer Rohkost. Aber wir brauchen auch ausreichend Wärme im Sinne der chinesischen Medizin, um uns nicht nur satt, sondern auch wohlig warm zu fühlen.

Wer sich für pflanzlich-vollwertiges *Peace Food* entscheidet, lässt Fabrikzucker, Weißmehlprodukte und gehärtete Fette weg. Damit weichen auch Schwere und Völlegefühle, und spürbare Erleichterung entsteht.

Die Fülle an Gemüse- und Gewürzpflanzen eröffnet für Umsteiger auf vegane Kost eine breite Palette an Möglichkeiten, die viele überraschen wird. Bei Obst gibt es für uns immer wieder Neuentdeckungen wie Pawpaw (Indianerbanane), die als exotische Frucht sogar im Taman-Ga-Garten wächst, auch wenn sie keine echte Banane ist. Allein schon der eigene Kräutergarten auf Balkon oder Terrasse kann die Freude am Essen intensivieren – wobei Kräuter beim Kochen erst am Schluss hinzugegeben werden sollten, um die Nährstoffe zu erhalten.

Fasten als Vorbereitung auf mehr Genuss

Idealerweise beginnt die Umstellung auf lichtvoll-lebendige pflanzliche Nahrung mit einer Fastenwoche. Wir essen als Ritual einen knackigen Apfel, kauen ihn richtig gut und genüsslich, verabschieden uns damit vom Essen und stellen uns schon gleich auf das Trinken guten Wassers um. Am besten des persönlichen Quellwasser-Favoriten, den man bei einer Wasserverkostung ermittelt hat, sowie von Kräutertees – zusammengenommen gut zwei Liter.

Fasten ist in den letzten Jahrzehnten viel einfacher und angenehmer geworden. Der morgendliche grüne Smoothie minimiert den Mundgeruch; die Chinesische Pflaume macht die Darmreinigung geradezu zum Kinderspiel verglichen mit früherem »Glaubern« und Einläufen. Unterstützung bietet außerdem das Präparat *»Amorex«*, das sowohl die Vorstufe vom Wohlfühlhormon Serotonin als auch Vorstufe vom Glücks- und Belohnungshormon Dopamin enthält; es lässt die Erfahrungen genießen und hilft, Stimmungslöcher zu vermeiden. Fastensuppen in Form des Suds ausgekochten oder noch besser nur in Wasser angesetzten Gemüses stimmen den Körper um.

Dieser Einstieg hilft, Abhängigkeiten schnell zu überwinden – ob von Fleisch und Milchprodukten, von Zucker und anderen Süßigkeiten, von Weißmehl und damit Gluten, aber auch von Alkohol und Zigaretten, von Pharmaka und sogar von harten Drogen wie Heroin. Das Absetzen schulmedizinischer Medikamente ist jedoch mit einem kompetenten Arzt zu besprechen, wobei einige gängige Präparate auch bald in Eigenregie langsam weggelassen werden können. Die Funktion von Betablockern übernimmt spätestens nach drei Tagen des Fastens die pflanzlich-vollwertige Kost. Ein Patient sagte einmal direkt: »*Peace Food* ist mein neuer Betablocker.«

Sobald der Fastenprozess greift, pendelt sich ein hoher Blutdruck meist in Richtung Norm ein. Insofern lässt sich die Dosis von Blutdrucksenkern zunächst den Fortschritten entsprechend reduzieren und dann meist weglassen, da pflanzlich-vollwertige Kost die Tendenz des Zurück zum natürlich gesunden Wert weiter unterstützt. Betroffene können das selbst (er-)messen.

Parallel eingenommene Cholesterinsenker können gleich weggelassen werden. Der US-Neurologe David Perlmutter hält Statine grundsätzlich für gefährlich. Das erscheint mir nachvollziehbar, besteht doch unser Gehirn zu 70 % aus Fett, davon sind 75 % Cholesterin. Es kann unserem Gehirn nicht guttun, ihm sein ureigenes Material ständig chemisch zu verknappen. Wer noch an die Cholesterintheorie der Schulmedizin glaubt, mag in *Verdauungsprobleme* (siehe Literaturverzeichnis) Erhellendes nachlesen.

Bei Insulin und anderen Mitteln bezüglich Diabetes Typ II ist mehr Vorsicht geboten. Durch das Fasten sinkt der Insulinverbrauch meist deutlich, und dieser Prozess wird sich mit pflanzlich-vollwertiger Kost fortsetzen. Auch hier sind die Mittel selbstverständlich in Abhängigkeit von den gemessenen Blutzuckerwerten zu reduzieren, und bei Diabetes Typ II wird es meist auf Absetzen hinauslaufen.

Bei Rheuma ist zu bedenken: Nicht selten nehmen die Symptome im Rahmen einer Erstreaktion beim Fasten anfangs zu. Aber schon während des Fastens bessert sich der Zustand, und auch hier fördert ein radikaler Umschwung auf pflanzlich-vollwertige Ernährung weitere Besserung. Die steigende Immunkraft, die sich im sinkenden CRP-Wert widerspiegelt, nimmt dem Rheuma die Kraft, sodass es schließlich verschwindet. Selbst harte Mittel wie Immunsuppressiva bei Rheuma und anderen

Autoaggressionserkrankungen werden auf Dauer überflüssig.

All diese Krankheitsbilder profitieren zusätzlich vom Einsatz der Psychosomatik im Sinn von *Krankheit als Symbol.*

Sich nicht beirren lassen – Argumentationshilfen für den Alltag

Es wurden bereits wichtige Argumente für den eigenen veganen Weg zu mehr Gesundheit genannt, und es kann nicht oft genug betont werden, dass pflanzenbasierte Kost neben persönlichen Vorteilen großen Nutzen für die Gesellschaft hat – was letztlich wiederum ein Gewinn für jeden Einzelnen ist. Ein immenser Vorteil wäre das Ende der Massentierhaltung und damit auch weitgehend der Bedrohung durch resistente Keime. An ihnen sterben pro Jahr bis zu 30 000 Menschen allein in Deutschland, in Italien sogar deutlich mehr wegen des dort noch schlimmeren Hospitalismus durch sehr viel höheren Einsatz von Antibiotika.

In Ergänzung der verbesserten Immunlage ergäbe sich hier eine wundervolle Synergie im Hinblick auf Infektionen: Gestärkte Immunsysteme erfordern viel weniger Antibiotika; es käme somit zu viel weniger Resistenzen in Kliniken und keine mehr in reduzierter Tierzucht. Hinsichtlich des Verschwindens der heute schon unbeherrschbaren Gülle-Seen und Kot-Gebirge und damit der Grundwasserverseuchung durch Nitrat entstünde eine weitere kollektive gesundheitliche Entlastung aller und speziell der Immunsysteme. Selbst im norddeutschen Güllegürtel ließe sich Leitungswasser wieder trinken.

Außerdem würden wir aufhören, den Menschen der ärmsten Länder Kohlenhydrate wegzukaufen, um sie hierzulande als Viehfutter zu ver- und missbrauchen. Letzteres, weil wir dabei 90 % der Kalorien in Gülle und Kot statt in Lebensmittel verwandeln. Machte die Umstellung Schule, könnten wir spielend die gesamte Weltbevölkerung ernähren – und das wesentlich gesünder als mit heute üblicher Mischkost. Herzprobleme würden verschwinden und Krebserkrankungen wieder selten werden.

Das Aufhören der unsäglichen Misshandlung von Milliarden *Nutz*tieren würde unsere Seele von Schuld entlasten. Durch Wegfall mitgegessener Neurotransmitter im Fleisch der Tiere würde Angst auch in biochemischer Hinsicht reduziert oder wegfallen. Schuldgefühle sowie Angst reduzieren Abwehrkräfte entscheidend. Das können wir uns leicht und geschmackvoll ersparen und nebenbei noch unsere Immunkraft regenerieren und steigern.

Das alles sind starke Argumente für den Umstieg auf pflanzlich-vollwertige Kost. Aber die Gegner dieses Weges drohen unsere Motivation zu untergraben, ummäntelt oft als Sorge um unsere Gesundheit. In Wirklichkeit ist es – nach meinen Erfahrungen – mehr das eigene schlechte Gewissen, das sie dazu bewegt. Wer schlank ist und fastet, muss sich die Sorgen der Dicken anhören, wie gefährlich Fasten sei. Genauso sind auch Raucher die größten Feinde der Aussteiger aus dem Tabakwolken-Reich.

Die häufigsten »Argumente« sind schnell aufgelistet und leicht widerlegt:

1. *»Fleisch war schon immer Teil der menschlichen Ernährung.«*
Wie sollten unsere frühesten Vorfahren ohne Werkzeuge und Jagdwaffen an Fleisch gelangt sein? Wie hätten sie gefundenes Aas ohne Feuer zubereiten können, ohne an Fäulniserregern zugrunde zu gehen? Unsere frühesten Vorfahren können nur Sammler gewesen sein, wovon die Wissenschaft auch ausgeht. Folglich war ihre Kost wesentlich pflanzlich, und das über einen sehr langen Zeitraum. Dafür sprechen auch unsere nächsten Verwandten unter den Menschenaffen, die Schimpansen, die sich nicht einmal in 2 % des Erbgutes von uns unterscheiden und zu 99 % pflanzlich essen, die Bonobos wie auch Gorillas zu 100 %.

2. *»Ohne Fleisch keine Kraft!«*
Die größten und stärksten Wesen auf unserem Heimatplaneten leben von Pflanzen: Gorillas, Elefanten, Büffel, Bisons oder Nashörner; Blauwale vorwiegend von Plankton. Große Sportler waren Veganer wie der Weltrekordläufer Paavo Nurmi oder Leichtathletik-Stars und mehrfache Goldmedaillengewinner wie Carl Lewis oder Edwin Moses oder wie der Boxer und Schwergewichtsweltmeister Mike Tyson. Einen guten Eindruck davon gibt der Dokumentarfilm *The Game Changers,* mitproduziert von James Cameron, überzeugter Veganer und Regisseur großer Filme wie *Titanic* und *Avatar.* Die mit Fleisch gemästeten Muskel-

männer der Schwerathletik und des American Football sind dagegen meist anfällig für chronische Leiden.

3. *»Veganer sind schwächlich und können ihren Mann nicht stehen.«*
Die gerade genannte Doku *The Game Changers* zeigt an jungen US-Sportlern, wie sehr deren Potenz zunahm, gleich nach der Umstellung auf pflanzliche Kost.

4. *»Milch macht starke Knochen, genauso wie Fleisch!«*
Fleischkonsum macht eher schlapp, das wissen nicht nur Sportler. Milch macht auch keine starken Knochen, sondern zerstört sie durch Osteoporose, die sie laut Werbung verhindern sollte. Obendrein fördert sie wie alles Tierprotein Krebs. In Ländern ohne nennenswerten Milchkonsum wie Japan ist Osteoporose gar kein Thema, anders in Finnland, das weltweit den höchsten Pro-Kopf-Verbrauch an Milch hat. Ähnlich ist Diabetes Typ I in Ländern ohne Kuhmilchkonsum fast unbekannt, in Finnland aber extrem hoch. Bei Diabetes Typ II spielt allerdings der moderne übermäßige Zuckerkonsum die entscheidende Rolle.

5. *»Du wirst Eiweißmangel erleiden!«*
Weder Fleisch noch Fleischprodukte wie Wurst enthalten auch nur annähernd so viel Eiweiß wie die Süßlupine (Blaue Lupine) mit 43 bis 48%. Alle Hülsenfrüchtler (Leguminosen) versorgen uns mit bemerkenswert viel Protein. Außerdem ist in jedem Getreide immer auch Protein enthalten, das sich gut

mit dem der Hülsenfrüchte ergänzt. Vor allem Hirse ist sehr eiweißreich, ebenso Hafer. Letztlich stammt alles Protein, wie auch alles an Kohlenhydraten und Fetten, aus Pflanzen. Wenn wir es insgesamt direkt aus Pflanzen aufnehmen, statt es erst durch Tiere gehen zu lassen, ist das wesentlich gesünder für uns, unseren Heimatplaneten und all seine Lebewesen. Nach dem früheren Frankfurter Professor Lothar Wendt leiden wir heutzutage eher an Eiweißmast-Krankheiten, ausgelöst durch den Konsum von tierischem Protein.

6. *»Wir brauchen Schweinefleisch, das alle für uns notwendigen Aminosäuren enthält.«*
Richtig ist, dass der Organismus sehr wohl aus mehreren pflanzlich-vollwertigen Mahlzeiten die notwendigen Aminosäuren für sein Eiweiß holen kann. So enthält die bereits erwähnte Süßlupine (Blaue Lupine) alle Aminosäuren.

7. *»Unsere Vorfahren hätten die Eiszeit ohne Fleisch gar nicht überlebt.«*
Möglicherweise stimmt das. Aber wer sich heute noch mit diesem Problem herumschlägt, braucht eigentlich nur zum Fenster hinauszuschauen, ob Eiszeit ist. Wenn nicht, braucht er auch kein Fleisch.

Die Fülle des Geschmacks

Eine riesige Auswahl an Früchten, Gemüsen, Beeren, Pilzen und Nüssen steht uns zur Verfügung. Wir können sie mit einer Vielzahl von Kräutern und Gewürzpflanzen ergänzen und wundervoll kombinieren, wie es Mischköstler in aller Regel nicht einmal ansatzweise erleben. Für uns in TamanGa ist es eine tägliche Freude, die ganze Bandbreite von den einfachen, traditionell ländlichen Gerichten der Region bis zu ausgefallenen, ganz neuen Kreationen der modernen *Peace Food*-Küche auszuschöpfen. Die Freude an einer gesunden kreativen Küche trägt wesentlich zum Wachsen des Feldes ansteckender Gesundheit bei. Es war die Idee hinter TamanGa, ein Heilungsbiotop zu schaffen, von dem aus sich die *Peace Food*-Ernährung ausbreitet. Inzwischen tragen auch Ernährungsberater-Ausbildungen dazu bei, die viel Zuspruch finden.

Entscheidend wichtig ist jedenfalls für den Umstieg auf pflanzlich-vollwertige Kost, dass sie uns möglichst von Anfang an gut schmeckt. Nach fünfzig Jahren als Vegetarier, der allerdings Milch und Eier nie mochte, aber seine Kost nicht darauf kontrollierte, stieg ich vor zehn Jahren konsequent auf pflanzlich-vollwertig und insofern vegan um. Als ich *Peace Food* schrieb, folgten mir viele, und nicht wenige haben einfach Tierprotein weggelassen und den Rest belassen. Aber weglassen schmeckt natürlich nicht per se besser oder auch nur gut. Aus diesem Grund entstand bald darauf mit den besten mir bekannten Köchen im Team *Peace Food – das vegane Kochbuch*. Sie brachten nach meinen Vorgaben ihre schmackhaftesten und beliebtesten veganen Gerichte mit ein. Es wurde ein Bestseller, was den großen Bedarf an guter pflanzlich-vollwertiger Küche verdeutlicht. Essen muss schmecken. Weder Gesundheitsfragen noch (tier-)ethische noch humanitäre noch ökologische Gründe können auf Dauer Geschmacksfreuden ersetzen. Es ist nötig, sich auf die nächste Mahlzeit zu freuen!

Persönlich fiel mir bald auf, dass viele dazu neigen, große Teile ihrer freien Zeit für die Lebensmittelbeschaffung und Zubereitung gesunder Mahlzeiten aufzuwenden. Nun finde ich zwar Ernährung wichtig, aber sie sollte nicht das Leben beherrschen. So entstand das Buch *Peace Food – vegan einfach schnell* voller Gerichte mit Zutaten, die an jeder Ecke erhältlich sind und mit denen sich rasch Köstliches zaubern lässt. Neben diesen beiden Punkten, dass Essen richtig gut schmecken und in überschaubarer Zeit zuzubereiten sein muss, eröffnen sich hier noch viele wundervolle Chancen. Denn tatsächlich lassen sich diese ersten beiden Punkte mit einer Reihe gesundheitlicher Aspekte verbinden. Wer etwa noch rascher abnehmen will in Richtung *Individualgewicht* als mit pflanzlich-vollwertiger Kost ohnehin, kann sich der *Peace Food Keto*-Kur bedienen, die eigentlich für PatientInnen mit neurodegenerativen Erkrankungen, Diabetes I, II und III und für von Krebs Betroffene entstand. Sie zeigt, wie viele verschiedene Aspekte in gesunder und obendrein geschmacklich einladender Weise unter einen Hut zu bringen sind.

Heil- und Lebensmittel für das Immunsystem

Unsere Abwehr profitiert von sekundären Pflanzenstoffen. Viele dieser Substanzen wirken antioxidativ, antimikrobiell, antiseptisch, zellschützend und immunmodulierend. Letzteres bedeutet, dass sie nicht nur ein schwaches Immunsystem anregen, sondern auch ein überschießend reagierendes, wie es bei Allergien und Autoimmunerkrankungen der Fall ist, beruhigen. Solch ausgleichende Wirkung ist mit keiner chemischen Medizin vergleichbar. In diesem Sinne ist ein Biogarten sowohl Nahrungsquelle als auch Apotheke.

Ein wissenschaftlich bestens belegtes Beispiel für die abwehrsteigernde Wirkung von Pflanzen sind die Bäume des Waldes. An der japanischen Universität Nagano bewiesen Forscher, dass schon eine Stunde im Wald die Zahl der natürlichen Killerzellen um 50 % erhöht. Speziell für die Abwehr von Influenza entscheidend ist, dass sie von Viren befallene Zellen im Organismus vernichten können. Nach einem Tag im Wald hält dieser immunsteigernde Effekt eine Woche an, nach drei Tagen einen Monat. Nach einer Woche Waldbaden währt der Effekt monatelang. Als Ursache fand die Wissenschaft sogenannte Phenole; die Wirkung des Waldes reicht aber darüber weit hinaus.

Entsprechendes gilt für alles Pflanzliche, das auf den Tisch kommt. Hier kennen wir zahlreiche einzelne, auch schon gut untersuchte Stoffgruppen, aber grundsätzlich brauchen wir einfach nur pflanzlich-vollwertig zu essen, um gut versorgt zu sein. Es empfiehlt sich, viele verschiedene genetisch alte Gemüse und Obstsorten frisch zu genießen, die möglichst vollwertig und schonend zubereitet sind. Das Reich der großen Mutter (Natur) ist voller Schätze, die uns nähren und auch heilen. Wir dürfen sie uns unserer Gesundheit zuliebe nicht nehmen lassen, trotz mancher Versuche von Politik und Pharmaindustrie mit ihren Warnungen vor Einzelbestandteilen bestimmter Arzneipflanzen. Letztlich gilt weiter Hippokrates' schon seit Jahrtausenden bewährte Erkenntnis: »Eure Nahrung sei eure Medizin, eure Medizin eure Nahrung.« Insofern brauchen wir nicht zu warten, bis die weniger an PatientInnen als an Profit orientierte Pharmaforschung weitere Geheimnisse natürlicher Pflanzen entdeckt, sondern können sofort für eine bunte Palette heilender Nahrungspflanzen auf unserem Teller sorgen. Viele Menschen bleiben so zeitlebens unabhängig von Medizinern und ihren Pharmaka.

Pflanzenheilkunde ist wesentlich Erfahrungsmedizin. Es gibt aber einige Pflanzen, deren das Immunsystem stärkende und modulierende Wirkungen inzwischen ausführlich wissenschaftlich belegt sind. Bevor unsere TamanGa-Küchenchefin Theresa Miutz eine Auswahl an Beispielen vorstellt, wie mit Heil- und Lebensmitteln ganz unkompliziert guter Geschmack und wachsende Immunkraft zu verbreiten sind, möchte ich deshalb einige Pflanzen besonders nennen.

Allein die verschiedenen Kohlarten sind bereits eine Art Hausapotheke. Der mit seinen Forschungen zur veganen Ernährung bekannte Arzt Michael Greger führt in seinem Buch *How not to die* für Grünkohl eine japanische Studie an, die eine bemerkenswert immunsteigernde Wirkung belegt.[11] Die ganze Gruppe der Kreuzblütler, zu der Kohl gehört, ist aufgrund ihrer Sulforaphane für ihre Immunbooster-Effekte bekannt. Eine besondere Rolle spielen Brokkoli und andere Mitglieder der Kohlgruppe wie Blumen- und Rosenkohl, die sich als Immunbooster für die entscheidende Darmabwehr erwiesen. Die Abwehrzellen der Lymphozyten, die unsere hauchdünne Darmschleimhaut überziehen, sind von sogenannten Ah-Rezeptoren übersät. Brokkoli und Co. enthalten Stoffe, die zu diesen Rezeptoren wie der Schlüssel zum Schloss passen und die Abwehrfunktion des Darms erst einschalten.[12] Nach solchen Schlüsseln war jahrelang gesucht worden. Nun haben wir sie selbst in der Hand beziehungsweise können sie beliebig zu uns nehmen.

Als wohlschmeckende »Medizin« können Beeren Vitamin C liefern, das sich – hoch dosiert – in der Corona-Krise bewährte und auf Intensivstationen intravenös verabreicht wurde. Die an Antioxidantien reichen Beeren wirken nicht nur oxidativem Stress entgegen, das heißt, sie fangen freie Radikale ab, sondern regen auch die Aktivität natürlicher Killerzellen an.[13] Es gibt inzwischen viele Belege, dass Vitamin C die körperliche Immunantwort des Organismus verbessert. Heidelbeeren tun sich besonders hervor. Ihre Wirkung wird durch das Gewürz Kardamom noch erheblich gesteigert.[14]

Auch die immunsteigernde Wirkung von Kurkuma (Gelbwurz) wird durch schwarzen Pfeffer immens gesteigert, was man für Currygewürzmischungen nutzt. In der Naturheilkunde haben wir häufig solche gegenseitige Förderung, statt negative Nebenwirkungen in Kauf nehmen zu müssen wie bei den Pharmaka der Industrie. Im Garten gilt das übrigens auch: Bestimmte Pflanzen stärken sich gegenseitig und halten sogar Schädlinge ab. Sie profitieren von Synergien und wachsen gemeinsam besser.

Zu Beeren gibt es viele weitere Studien, die ihre Immunkraft steigernde Wirkung belegen, etwa zu den Cranberries (Moosbeeren) oder den Früchten des Aronia-Strauches (Schwarze Apfelbeere). Von den altbekannten einheimischen Beeren ist Ähnliches anzunehmen, nur sind sie nicht so gut untersucht. Aber dass Krebszellen keine Himbeeren mögen, hat das gleichnamige Buch von Richard Béliveau und Denis Gingras doch bekannt gemacht.[15]

Unter den heilkräftigen Wurzeln sind die immunsteigernden Wirkungen von Kurkuma und Ingwer durch zahlreiche Studien gesichert. Auch für Weihrauch (Boswellia) ist dessen abwehrsteigerndes Potenzial studienbelegt, ebenso für die Alge Spirulina. Selbst dem Senf (Sinapis) ließen sich antimikrobielle Fähigkeiten nachweisen; zur Erbse gibt es studiengesicherte Erkenntnisse über ihre antientzündlichen und immunmodulierenden Fähigkeiten. Die antioxidative Potenz der Süßlupine ist ebenfalls wissenschaftlich belegt. Die echte Brunnen- oder Wasserkresse erweist sich als ebenso immunsteigernd wie die Kapuzinerkresse. Aus Ersterer lassen sich wundervolle Salate bereiten; die orangefarbenen Blüten Letzterer bereichern jeden Salat nicht nur optisch, sondern auch immunologisch gleichsam spürbar mit ihrer Schärfe.

Im grünen Tee findet sich mit dem EGCG-Extrakt ein seit vielen Jahrhunderten bewährtes Mittel bei Demenz, Schuppenflechte sowie Übergewicht und Diabetes Typ II. Und in unserem Zusammenhang ist grüner Tee geeignet, chronische Entzündungsprozesse (Herde, Silent Inflammation) besonders im Nervenbereich, etwa bei MS, zu bessern.[16]

Wie lässt sich pflanzlich-vollwertige Kost noch verbessern?

Mit einer bunten ausgewogenen pflanzlich-vollwertigen Kost ist weitgehend sichergestellt, dass wir alle Vitamine, sekundären Pflanzenstoffe, Faserstoffe und Spurenelemente bekommen. Lediglich Vitamin B_{12} ist zu substituieren. Nur wer aus eigenem Biogarten ungewaschenes Obst und Gemüse isst, darf darauf verzichten. Entscheidend ist der Verzicht auf das Waschen, da die natürlichen Bakterien Vitamin B_{12} auf den Oberflächen ablagern. Ich empfehle die Vitamin-B_{12}-Variante Methyl-Cobalmin, die sich unabhängig von Magenzustand und Lebensalter in jedem Fall aufnehmen lässt. Das häufiger verwendete Cyano-Cobalmin ist im Magen auf ein Protein (Intrinsischer Faktor) angewiesen, um aufgenommen zu werden, doch dies nimmt mit zunehmendem Alter ab.

Obwohl wir theoretisch mit ungewaschenen Lebensmitteln aus dem eigenen Biogarten ohne Zusätze auskommen, ist das für die wenigsten im Alltag umsetzbar. Deshalb empfehle ich außerdem die zusätzliche Gabe von Omega-3. Zwar ist es in Walnüssen, Hanf- und Leinöl enthalten, aber die Umwandlungsrate in die für den Organismus essenziellen Omega-3-Säuren *EPA* und *DHA* ist gering. Persönlich nehme und empfehle ich aus Süßwasseralgen stammendes veganes »*Take me Omega-3, EPA, DHA*«.

Darüber hinaus hat sich bewährt, für genug der vier Neurotransmitter zu sorgen, vom (1.) menschlichen Wachstumshormon HGH, (2.) Wohlfühlhormon Serotonin, (3.) Belohnungs- und Glückshormon Dopamin und von (4.) Gaba, der Gamma-Aminobuttersäure. Gaba ist eine Art Bremsflüssigkeit des Organismus, entscheidend für den parasympathischen, für Regeneration und Erholung zuständigen Part des vegetativen Nervensystems. Der Parasympathikus hat die Aufgabe, den Gegenspieler Sympathikus, sozusagen unser Gaspedal, auszubremsen beziehungsweise auszubalancieren. Der Organismus gewinnt Gaba aus Glutamin, das vor allem in Afa-Algen, Linsen und Sojabohnen vorkommt und in der Nahrungsergänzung »*Take me plus*« enthalten ist.

HGH (Human Growth Hormone) bildet der Organismus nach etwa sechs Stunden Fasten ganz von selbst. Es sorgt für die aufgeräumte Stimmung beim Fasten, ein Gefühl von »Packen wir's an!«. Persönlich verschaffe ich es mir seit vierzig Jahren durch *Kurzzeitfasten*. Ich esse *Peace Food,* aber die erste Mahlzeit erst mittags und die zweite am frühen Abend. Das hat viele Vorteile für die Gesundheit, erspart Zeit und Geld und fördert konstruktive Stimmung. In Vortragszeiten frühstücke ich früh und esse zu Mittag, sodass der Abend essensfrei bleibt. Die Vorteile dieses Dinner-Cancelling sind ebenso durch Studien belegt wie generell die anderen Varianten von *Kurzzeitfasten.* Als ich den gleichnamigen Ratgeber schrieb, mussten die bestätigenden wissenschaftlichen Studien wegen ihrer Vielzahl auf die Homepage *www.dahlke.at* verlegt werden. HGH ist also nicht nur gratis, sondern bringt auch einiges an Zeit und Geld ein. Über ein Leben erspart man sich damit mindestens die Kosten eines Einfamilienhauses, möglicherweise einer Villa.

Die Vorstufe des Wohlfühlhormons Serotonin ist 5 HTP. Letzteres findet sich in natürlicher Form in der afrikanischen Schwarzbohne (Griffonia). Eine wichtige Vorstufe sowohl für Serotonin als auch Dopamin, das

Belohnungs- und Glückshormon, ist S-Adenosylmethionin, kurz SAM, aus Hefe. Beides bekomme ich über das schon erwähnte Präparat *»Amorex«*, das sympathischerweise von einem Zwei-Frauen-Betrieb stammt statt aus einem Pharmakonzern. Diese kleine rote Pille enthält auch das richtige B_{12} und zusätzlich 2000 IE Vitamin D, das eigentlich ein Hormon ist und von der Sonne in der Haut produziert wird. Für eine gute Abwehrlage ist es zwingend notwendig, wie sich auch in der Covid-19-Krise bestätigte. Empfehlenswert sind wie gesagt halbstündige Sonnenbäder, spätestens jeden dritten Tag.

Mit *»Amorex«* und dem veganen *»Take me Omega-3«* bin ich zusätzlich zu *Peace Food* bestens versorgt. Was kompliziert klingen mag, ist also letztlich sehr einfach. Zu bedenken bleibt aber, dass diese Hilfen wirklich nur auf der Grundlage von möglichst frischer bunter Pflanzenkost Sinn machen und diese keinesfalls ersetzen können.

In Grippezeiten sowie bei besonderen gesundheitlichen Schwächeperioden und kollektiven Herausforderungen empfehle ich, noch mehr zu tun und im Sinne von *Schutz vor Infektionen* (siehe Literaturverzeichnis) auch andere natürliche Methoden aus Komplementärmedizin und Naturheilkunde zur Steigerung der Abwehrkraft zu nutzen. Dazu zählt Waldbaden, das natürliche Killerzellen wirksamer als jede andere Methode vermehrt. Oder Barfußgehen, um gratis von Mutter Erde Antioxidantien zu bekommen, die im Organismus anfallende freie Radikale bändigen. Kneipp'sche Wasseranwendungen sind ebenfalls abwehrstärkend. Außerdem bringt die Darmsanierung großen Nutzen. Vor allem aber empfehle ich im Sinn der Psychosomatik von *Krankheit als Symbol*, sich mit seinen Konflikten offensiv auseinanderzusetzen und sie zu lösen, bevor sie auf der Körperbühne eskalieren.

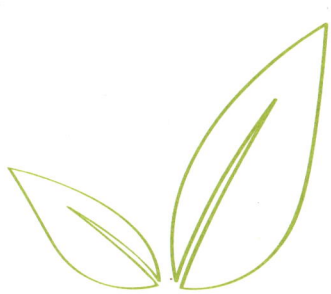

Immunbooster-Rezepte

Die hier vorgestellten abwehrsteigernden Köstlichkeiten stammen aus Theresa Miutz' TamanGa-Küche. Die Rezepte gelten, mit Ausnahme der Karotten-Ingwer-Suppe, jeweils für 2 Personen.

Getränke und Smoothies

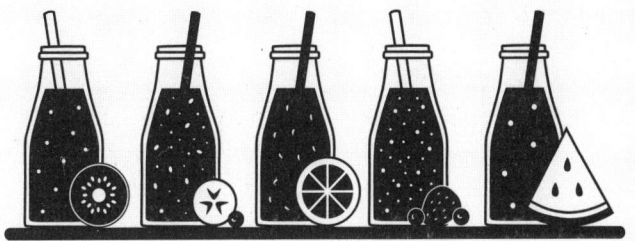

Goldene Milch (Golden Milk)

Die aus dem Ayurveda stammende stark entzündungshemmende Mischung stärkt nicht nur das Immunsystem, sondern schützt auch vor Gelenkerkrankungen, aktiviert die Leberfunktion und bringt langfristig körperliche und geistige Anregung.
Zubereitungszeit: ca. 15 Minuten.

Zutaten
500 ml Hafermilch

Für die Paste
1 EL Kokosöl
1 Prise schwarzer Pfeffer
½ TL Zimt
1 Prise Nelkenpulver
1 EL Kurkumapulver
½ TL Ingwerpulver
1 Prise Kardamompulver
1 Prise Muskatnuss gemahlen
1 Prise Bourbonvanillepulver
Evtl. 1 Prise Chilipulver
Nach Geschmack Kokosblütenzucker oder Birkenzucker zum Süßen. Generell gilt: mit Süßungsmitteln sparsam umgehen.

Zubereitung
Für die Paste: Kokosöl schmelzen und mit den restlichen Zutaten vermischen. Zum Aufbewahren in ein steriles Schraubglas füllen.
Die Hafermilch erhitzen, 1 EL der Paste hinzufügen, gut umrühren und warm genießen.

Holunderbeerpunsch

Die Beeren des Holunders sind besonders reich an Anthocyanen und Vitamin C, die beide zur Stärkung des Immunsystems beitragen. Der Punsch wärmt und stimuliert die Abwehr zur Vorbeugung gegen Erkältungen und Grippeerkrankungen. Nelken besitzen hemmende Wirkung für Bakterien, Viren und Pilze und lindern Entzündungen im Mund- und Rachenraum.
Zubereitungszeit: ca. 15 Minuten.

Zutaten

500 ml Holunderbeersaft pasteurisiert
30 ml Orangensaft frisch gepresst
Saft und etwas Abrieb 1 unbehandelten Zitrone
1 EL Süße nach Wahl (Birken- oder Kokosblütenzucker)
1 Stange Zimt
2 ganze Nelken
1 Prise Kardamom gemahlen
1 Scheibe Ingwer
Mark einer ½ Schote Bourbonvanille

Zubereitung

Alle Zutaten bis auf den Orangensaft im Topf leicht erhitzen (ca. 70° bis 80°). Vorsicht, nicht aufkochen lassen! Getränk abseihen, Orangensaft hinzugeben und noch warm trinken.

Kurkuma-Ingwer-Shot

*Ein Schluck, der es in sich hat: wärmend, stärkend und stoffwechselanregend – der ideale Immunbooster für die kältere Jahreszeit und beim Fasten. Täglich 20–30 ml pur trinken; ggf. mit Wasser verdünnen, falls er zu intensiv schmeckt.
Zubereitungszeit: ca. 10 Minuten.*

Zutaten

2–3 Orangen
1 frische Kurkumawurzel (ersatzweise 1 TL Kurkumapulver)
1 kleine Ingwerwurzel (ca. 25 g)
150 ml Wasser
1 Prise schwarzer Pfeffer

Zubereitung

Die Orangen auspressen und Saft in Mixer geben. Ingwer- und Kurkumawurzel waschen und fein schneiden, zusammen mit den restlichen Zutaten im Mixer pürieren, bis keine Stücke mehr vorhanden sind. Getränk durch ein feines Sieb abseihen. Ist im Kühlschrank gelagert ca. 1 Woche haltbar.

Beeren-Aronia-Smoothie

*Beeren sind mit ihren Antioxidantien ein guter Zellschutz,
besonders für Haut, Augen, Gehirn und Knorpelgewebe.
Aronia hilft auch bei Magen-, Darm-, Leber- und Gallenbeschwerden;
Hagebutten wirken harntreibend,
was die Schadstoffausscheidung begünstigt.
Zubereitungszeit: ca. 10 Minuten.*

Zutaten

½ Tasse Himbeeren
½ Tasse Heidelbeeren
½ Banane
150 ml Aroniasaft
250 g pflanzlicher Naturjoghurt
1 TL Hagebuttenpulver
1 Prise Zimt
Evtl. Wasser

Zubereitung

Beeren und geschälte Banane mit den restlichen Zutaten in den Mixer geben und cremig pürieren. Je nach gewünschter Konsistenz Wasser hinzufügen.

Grünkohl-Smoothie

*Bereits in der Antike war die Heilkraft des Grünkohls bekannt.
Mit seinen Vitaminen, Mineralstoffen, Faser- und sekundären Pflanzenstoffen sowie Antioxidantien ist er der optimale Immunbooster.
Spirulina-Algen schützen zudem vor Virusinfektionen,
helfen bei Kraftlosigkeit und leiten Schwermetalle aus.
Zubereitungszeit: ca. 10 Minuten.*

Zutaten

1 Apfel
1 Banane
4 Grünkohlblätter
1 TL Spirulina-Algen gemahlen
1 Orange
400 ml Wasser je nach gewünschter Konsistenz

Zubereitung

Vom Grünkohl die harten Stängel entfernen, Obst schälen, Orange auspressen und alles zusammen mit dem Algenpulver und Wasser cremig mixen.

Löwenzahn-Gurke-Smoothie

*Löwenzahn unterstützt mit seinen Bitterstoffen Leber,
Magen und Darm. Gurke sorgt für strahlende, gesunde Haut.
Zubereitungszeit: ca. 10 Minuten.*

Zutaten

1 Handvoll Löwenzahnblätter
80 g Salatgurke
1 Mango
1 Kiwi
1 Scheibe Wassermelone
2 Orangen
1 EL Sesam
400 ml Wasser je nach Konsistenz

Zubereitung

Löwenzahnblätter und Gurke waschen. Mango und Kiwi schälen, Fruchtfleisch vom Kern trennen; Schale der Wassermelone entfernen. Orangen auspressen und den Saft zusammen mit den übrigen Zutaten mixen.

Wildkräuter-Smoothie mit Cranberries

Wildkräuter, die noch viel mehr Nährstoffe enthalten als unsere Kulturpflanzen, vereint mit den Vitamin-C-reichen Cranberries, unterstützen die Entgiftung. Cranberries sind ein altes Hausmittel zur Vorbeugung gegen Harnwegsinfektionen.
Zubereitungszeit: ca. 10 Minuten.

Zutaten

1 weiche Avocado
1 Apfel
1 Birne
1 Handvoll Wildkräuter (z. B. Löwenzahn, Brennnessel, Sauerampfer, Giersch)
1 Handvoll Cranberries
400 ml Wasser

Zubereitung

Avocado halbieren, Kern entfernen, Fruchtfleisch mit Löffel entnehmen. Apfel und Birne vierteln und entkernen. Alles zusammen mit den Wildkräutern und Cranberries unter Zugabe von Wasser cremig mixen.

Spinat-Heidelbeer-Smoothie

*Heidelbeeren zählen zu den heimischen Superfoods,
denn sie sind reich an Vitamin C, E und B. Sie sorgen in Kombination
mit dem Spinat für eine gesunde Darmtätigkeit und tragen
damit auch zur Stärkung des Immunsystems bei.
Zubereitungszeit: ca. 10 Minuten.*

Zutaten

1 Handvoll Spinat
200 g Heidelbeeren
1 Banane
Saft 1 Zitrone
100 ml Kokosmilch
300 ml Wasser
Mark 1 Schote Bourbonvanille

Zubereitung

Spinat und Heidelbeeren waschen, Banane schälen. Alle Zutaten im Mixer cremig pürieren.

Brennnessel-Birken-Smoothie

Brennnessel- und Birkenblätter entgiften, geben Energie und wirken harntreibend. Brennnesseln enthalten viel mehr Vitamin C als Zitrusfrüchte und sind reich an Mineralien wie Eisen, Kalium und Magnesium. Sanddornbeeren schützen mit ihrem hohen Vitamin-C-Gehalt vor Grippe und Erkältungskrankheiten. Zubereitungszeit: ca. 10 Minuten.

Zutaten

5 frische Birkenblätter (ersatzweise ½ TL Birkenblätter gemahlen)
1 Handvoll Brennnesselblätter
1 Apfel
1 Banane
1 Tasse Himbeeren
300 g Kokosjoghurt
80 ml Sanddornsaft
1 Prise Zimt

Zubereitung

Birken- und Brennnesselblätter waschen. Apfel schälen, vierteln und entkernen; Banane schälen und in Stücke schneiden. Zusammen mit den übrigen Zutaten im Mixer cremig pürieren.

Rote-Bete-Erdbeer-Smoothie

Rote Bete (Rote Rübe) wirkt positiv auf Herz und Blutgefäße, reguliert Blutdruck und Blutbild und ist ein idealer Begleiter bei Entgiftungskuren. Erdbeeren reinigen Darm und Blut. Zubereitungszeit: ca. 10 Minuten.

Zutaten

1 kleine Knolle Rote Bete mit Blättern
1 Mango
1 Tasse Erdbeeren
400 ml Wasser
1 dünne Scheibe Ingwer
1 TL Leinsamen geschrotet

Zubereitung

Rote Bete mit Blättern waschen, schälen und in kleine Würfel schneiden, Mango schälen und Kern entfernen, Erdbeeren waschen und in kleine Stücke schneiden. Zusammen mit den übrigen Zutaten im Mixer cremig pürieren.

Salate

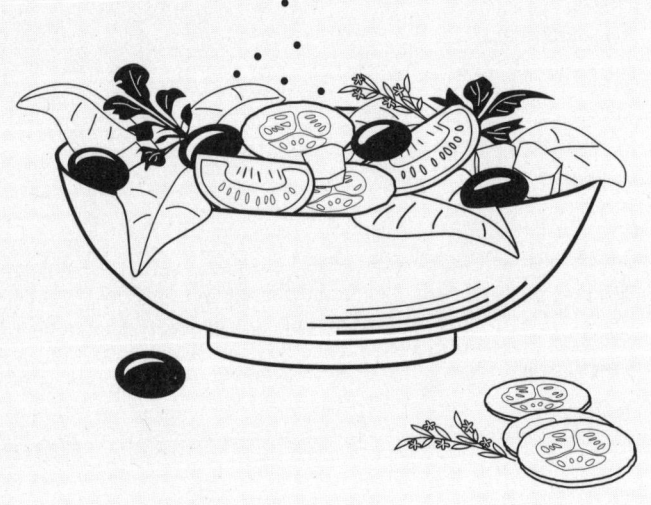

Roher Sauerkrautsalat

Rohes Sauerkraut ist besonders reich an Vitamin C, Vitamin K und probiotischen Milchsäurebakterien, so unterstützt es das Immunsystem, wirkt antioxidativ und kurbelt den Stoffwechsel an.
Zubereitungszeit: ca. 40 Minuten.

Zutaten
1 große Karotte
1 Apfel
1 Frühlingszwiebel
500 g frisches Sauerkraut (nicht pasteurisiert)

Für das Dressing
½ TL getrockneter Dill
ca. 1 TL Kokosblütenzucker oder Dattelsirup
4 EL Olivenöl
2 EL Apfelessig naturtrüb
2 EL Wasser
Saft 1 Zitrone
Salz, Pfeffer

Zubereitung
Karotten waschen und grob raspeln; Apfel waschen, Kerngehäuse entfernen und klein würfeln. Frühlingszwiebel in feine Streifen schneiden. Das Sauerkraut grob hacken. Die Zutaten für das Dressing vermischen und abschmecken, über den Sauerkrautsalat geben, nochmals abschmecken und servieren.

Roher Blumenkohlsalat

*Blumenkohl unterstützt die Leber und fördert die Entgiftung.
Petersilie wirkt entwässernd, schwemmt Giftstoffe aus und
beugt Nieren- und Blasensteinen vor.
Zubereitungszeit: ca. 15 Minuten.*

Zutaten
1 Blumenkohl
4 Tomaten
½ Salatgurke
1 Knoblauchzehe
2 Handvoll Rucola
½ Bund frische Petersilie

Für das Dressing
1 TL Senf
2 EL Olivenöl
Saft 1 Zitrone
2 EL Wasser
Salz, Pfeffer

Zubereitung
Den Blumenkohl vom Grün befreien und mit der Küchenreibe fein raspeln; Tomaten und Gurke waschen und würfeln; Knoblauchzehe schälen und fein hacken; Rucola waschen und in mundgerechte Stücke teilen. Alle Zutaten in einer Schüssel gut durchmischen, Dressing hinzufügen und abschmecken. Petersilie waschen, fein hacken und über den fertigen Salat streuen.

Selleriesalat

Sellerie stärkt das Herz-Kreislauf-System, schützt den Magen und hilft zu entschlacken.
Zubereitungszeit: ca. 15 Minuten.

Zutaten
1 Knolle Sellerie
2-3 Karotten
1 Apfel
2 EL vegane Mayonnaise
3 EL Kokos- oder Sojajoghurt
Saft 1 Zitrone
1 Handvoll Walnusskerne
1 Handvoll Brokkolisprossen
Salz, Pfeffer

Zubereitung
Sellerie und Karotten schälen und mit dem Apfel grob raspeln. Alle Zutaten in einer Schüssel gut durchmischen und abschmecken. Mit Walnusskernen und frisch geernteten Brokkolisprossen servieren.

Frischer Gurkensalat mit Radieschen

*Gurke wirkt sanft entwässernd, reguliert die Verdauung, klärt die Haut und gilt als Schlankmacher.
Radieschen enthalten Senföle, die sich positiv auf Leber, Galle und Verdauung auswirken und den Insulinspiegel regulieren.
Zubereitungszeit: ca. 15 Minuten.*

Zutaten
1 Salatgurke
8–10 Radieschen
½ Zwiebel
1 Knoblauchzehe
½ Bund frischer Dill
1 Prise Kümmelpulver

Für das Dressing
2 EL weißer Balsamico-Essig
2 EL Mandelöl
Salz, Pfeffer
Evtl. frische Borretschblätter und -blüten zum Garnieren

Zubereitung
Gurke und Radieschen in mundgerechte Würfel schneiden. Zwiebel und Knoblauchzehe schälen und fein hacken; Dill waschen, trocken tupfen und fein hacken. Alles in einer Schüssel vermengen. Die Dressingzutaten vermischen und über den Salat geben. Nochmals abschmecken und evtl. mit frisch gehackten Borretschblättern und -blüten dekorieren.

Fenchel-Orangen-Salat

Fenchel regt den Magen-Darm-Trakt an und hilft auch bei Blähungen. Pinienkerne liefern 5 mg Eisen pro 100 g, was Blutarmut, Erschöpfungszuständen und Müdigkeit vorzubeugen hilft.

Zutaten
2 EL Pinienkerne
2 Fenchelknollen (ca. 400–500 g)
3 Orangen

Für das Dressing
2 EL weißer Balsamico-Essig
2 EL Walnussöl
1 TL Senf
1 TL Dill und Estragon, frisch gehackt

Zubereitung
Die Pinienkerne in der Pfanne kurz anrösten und beiseitestellen. Den vom Strunk befreiten Fenchel in feine Streifen hobeln und in eine Schüssel geben. Die Orangen schälen und in Würfel schneiden; zum Fenchel hinzufügen. Die Dressingzutaten verrühren, über den Salat geben und alles gut vermengen. Mit fein gehackten Kräutern und gerösteten Pinienkernen servieren.

Mango-Avocado-Salat

Mango ist reich an Betacarotin, was sich positiv auf Abwehrkräfte, Haut und Schleimhäute auswirkt. Avocados enthalten viele ungesättigte Fette, die unser meist schlechtes Verhältnis von Omega-6- zu Omega-3-Fettsäuren verbessern. Zubereitungszeit: ca. 15 Minuten.

Zutaten
1 Mango
2 kleine Äpfel
2 reife Avocados

Für das Dressing
3 EL Hanföl
2 EL weißer Balsamico-Essig
2 EL Wasser
1 Handvoll frische Basilikumblätter
2 EL Hanfsamen geschält
Salz, Pfeffer

Zubereitung
Mango schälen, vom Kern befreien; Äpfel vierteln und Kerngehäuse entfernen; Avocado schälen, halbieren, Kern entfernen und mit der Mango und den Äpfeln in Würfel schneiden. Alles in eine Schüssel geben und umrühren. Einige Basilikumblätter zum Garnieren beiseitelegen, den Rest fein schneiden, mit den übrigen Dressingzutaten vermischen und über den Salat geben. Mit ganzen Basilikumblättern und Hanfsamen bestreut servieren.

Bunter Rohkostsalat mit scharfen Sprossen

Durch das Keimen werden Samen zu basischen Lebensmitteln, zudem sind sie wahre Vitaminbomben. Scharfe Sprossen wie die von Kresse, Senf und Rettich enthalten antibakteriell wirkende Senföle. Wurzelgemüse ist der Immunstärker für kältere Tage.
Zubereitungszeit: ca. 30 Minuten.

Zutaten
400 g Rote Bete
400 g Karotten
½ Sellerie
Keimsprossen (z. B. Senf, Kresse und Rettich)

Für das Dressing
2 EL Apfelessig naturtrüb
3 EL Walnussöl
5 EL Kokosjoghurt
1 TL Senf
1–2 EL Apfelmus
1 Knoblauchzehe ausgepresst
1 TL getrocknete Salatkräuter, z. B. Dill, Estragon, Schnittlauch, Petersilie
Salz, Pfeffer

Zubereitung
Rote Bete, Karotten und Sellerie schälen und grob raspeln, in der Salatschüssel gut durchmischen. Für das Dressing alle Zutaten verrühren und abschmecken. Den Salat mit dem Dressing vermengen und mit den Sprossen dekorieren.

Suppen

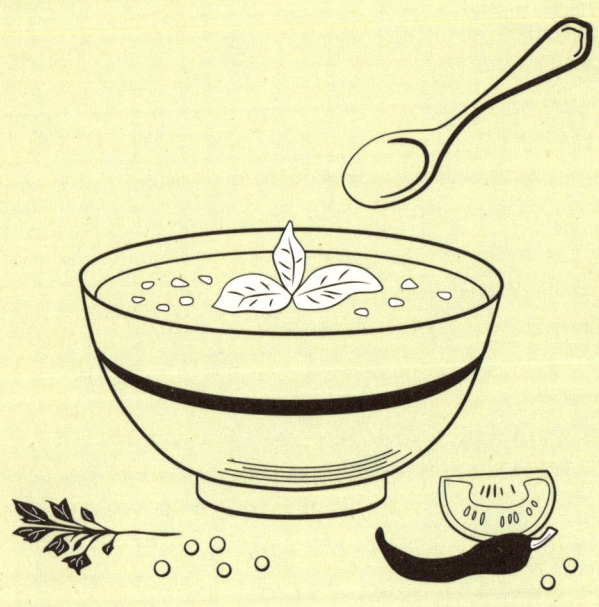

Natürliche-Antibiotika-Suppe (Kapuzinerkresse-Suppe)

Kapuzinerkresse ist ein natürliches pflanzliches Antibiotikum und hemmt Bakterien- und Pilzwachstum.
Zubereitungszeit: ca. 25 Minuten.

Zutaten

1 Zwiebel
1 EL Kokosöl
600 ml Gemüsebrühe
4–5 mehlige Kartoffeln (ca. 400 g)
1 Knoblauchzehe
2 Handvoll Kapuzinerkresse (oder ersatzweise die ganzjährig frisch erhältliche Gartenkresse)
250 ml Hafersahne
Salz, Pfeffer
4 Kapuzinerkresseblüten zum Garnieren

Zubereitung

Die geschälte, fein gehackte Zwiebel mit Kokosöl leicht anrösten, in Suppentopf geben und mit der Gemüsebrühe ablöschen. Kartoffeln schälen, würfeln und geschälten Knoblauch hinzugeben. Suppe kochen, bis die Kartoffeln weich sind. Dann erst die Kapuzinerkresse fein geschnitten an die Suppe geben; alles mit dem Stabmixer cremig pürieren. Mit Hafersahne verfeinern und abschmecken; anrichten und mit den Blüten garnieren.

Blutreinigungssuppe
(Rote-Bete-Meerrettich-Suppe)

*Rote Bete (Rote Rübe) hat blutreinigende und -bildende Wirkung,
Meerrettich (Kren) regt sämtliche Drüsen des Magen-Darm-Kanals
sowie die Leber und Bauchspeicheldrüse an.
Er hat bakterienhemmende und hustenreizmildernde Kraft.
Zubereitungszeit: ca. 30 Minuten.*

Zutaten

1 Zwiebel
1 EL Olivenöl
600 ml Gemüsebrühe
300 g Rote Bete
1 Karotte
1 Knoblauchzehe
1 Prise Kümmelpulver
Salz, Pfeffer
250 g Hafersahne
1 Handvoll geriebener Meerrettich

Zubereitung

Zwiebel schälen, fein hacken und mit Olivenöl leicht anbräunen; mit Gemüsebrühe ablöschen. Rote Bete und Karotten schälen, in kleine Würfel schneiden und hinzugeben, geschälten Knoblauch und Gewürze ebenso. Die Suppe köcheln lassen, bis das Gemüse weich ist, dann mit dem Stabmixer pürieren. Mit Hafersahne verfeinern, den geriebenen Meerrettich hinzugeben und gut abschmecken.

Fastensuppe (Kohlsuppe)

Die ideale Begleitung für Fastentage;
hilft beim Abnehmen und schenkt Kraft.
Zubereitungszeit: ca. 20 Minuten.

Zutaten
½ mittelgroßer Weißkohl
1-2 Zwiebeln
½ mittelgroße Sellerieknolle
2 Karotten
2 getrocknete Tomaten, klein geschnitten
1 Petersilienwurzel
¼ einer Lauchstange
1 ½ l Wasser oder Gemüsebrühe
1 TL Currypulver
1 Lorbeerblatt
1 Prise getrockneter Liebstöckel
1 Handvoll frische Kräuter (Petersilie, Schnittlauch)
Salz, Pfeffer

Zubereitung
Den Kohlkopf halbieren, Strunk entfernen und fein schneiden. Zwiebeln schälen und klein schneiden; restliches Gemüse schälen und würfeln. Alle Zutaten bis auf die frischen Kräuter in den Topf geben, mit Wasser oder Gemüsebrühe aufgießen, zugedeckt köcheln lassen, bis das Gemüse bissfest ist. Mit Gewürzen abschmecken und mit frisch gehackten Kräutern verfeinern.

Wärmende Suppe
(Karotten-Ingwer-Suppe)

*Karotten enthalten viel Carotinoid und wirken positiv auf Augen, Herz und Haut. Ingwer ist insgesamt abwehrsteigernd; Kokosöl kann Bakterien, Viren und Pilze abtöten.
Zubereitungszeit: ca. 30 Minuten.*

Zutaten (für 4 Personen)

1 Zwiebel
2 EL Kokosöl
500 g Karotten
400 ml Gemüsebrühe
1 Knoblauchzehe
1 Scheibe Ingwer
250 ml Kokosmilch
1 Prise Kurkumapulver
Salz, Pfeffer

Zubereitung

Zwiebel schälen, fein hacken und im Topf mit Kokosöl glasig andünsten. Karotte schälen, in Würfel schneiden und leicht mit andünsten. Mit Gemüsebrühe aufgießen und geschälte Knoblauchzehe und restliche Zutaten hinzugeben. Köcheln lassen, bis die Karotten gar sind (ca. 15 Minuten), dann Suppe mit dem Stabmixer pürieren und abschmecken.

Stärkungssuppe
(Klare Gemüsesuppe)

*Kräuter erhöhen den Immunbooster-Effekt.
Oregano wirkt antibakteriell und allgemein entzündungshemmend;
Thymian hilft bei Erkältungskrankheiten.
Beide bekämpfen Bakterien, Viren und Pilze.
Zubereitungszeit: ca. 30 Minuten.*

Zutaten

3 Tomaten	1 ½ l Wasser
1 Karotte	400 g Erbsen
200 g grüne Bohnen	1 TL getrockneter Thymian
1 Zucchini	1 TL getrockneter Oregano
1 Zwiebel	1 Prise getrocknetes Basilikum
1 Knoblauchzehe	1 TL Paprikapulver
2 EL Kokosöl	Salz, Pfeffer
1 EL Tomatenmark	

Zubereitung

Tomaten kurz mit heißem Wasser überbrühen, häuten, entkernen und würfeln; Karotte schälen und ebenfalls in kleine Würfel schneiden; Bohnen waschen, in 2 cm lange Stücke schneiden; Zucchini würfeln; Zwiebel und Knoblauchzehe schälen und fein schneiden. Kokosöl im Topf erhitzen, Zwiebel darin anschwitzen, Tomatenmark hinzugeben und kurz mit anschwitzen. Mit Wasser aufgießen und das restliche Gemüse hinzugeben. Ca. 20 Minuten köcheln lassen, dann Kräuter hinzugeben und fertig abschmecken.

Basische Detox-Suppe (Brokkolisuppe)

Für Entschlackungstage ist diese Suppe die ideale Kost, und wie schon erwähnt, enthält Brokkoli gleichsam den Zündschlüssel, um die so besonders wichtige Abwehrleistung des Darms zu starten. Zubereitungszeit: ca. 30 Minuten.

Zutaten

1 EL Kokosöl
1 Brokkoli
1 Karotte
90 g Grünkohl
1 Zwiebel
1 Knoblauchzehe
800–900 ml Wasser
1 Zucchini
1 EL Tamari (glutenfreie Sojasoße)
1 Prise Kümmelpulver
½ TL Muskatnuss gemahlen
Salz, Pfeffer
1 Handvoll Kresse

Zubereitung

Brokkoli waschen und in Röschen teilen; Karotte schälen und grob schneiden; Zucchini grob schneiden; vom Grünkohl harten Stiel entfernen und Blätter grob schneiden; Zwiebel und Knoblauch schälen und fein schneiden. Im Topf Kokosöl erhitzen und Zwiebel leicht anschwitzen, mit Wasser ablöschen und restliches Gemüse hinzugeben. Mit den Gewürzen 15 bis 20 Minuten köcheln lassen. Anschließend alles mit dem Stabmixer fein pürieren und fertig abschmecken. Mit Kresse garniert servieren.

Rote-Radikalfänger-Suppe (Tomatensuppe)

Tomaten besitzen einen hohen Gehalt an Vitamin C und zahlreiche B-Vitamine und vor allem Lycopin, ein Carotinoid, das sogar Prostatakrebs vorbeugen soll, allerdings wirkt es nur erwärmt wie in der Suppe.
Zubereitungszeit: ca. 30 Minuten.

Zutaten

1 Zwiebel
2 Knoblauchzehen
300 g frische Tomaten (ersatzweise aus dem Glas)
1 EL Kokosöl
1 EL Tomatenmark
250 ml Gemüsebrühe
1 TL Paprikapulver
½ TL Oregano gemahlen
½ TL Basilikum gemahlen
1 Lorbeerblatt
½ TL Kurkumapulver
Salz, Pfeffer
100 ml Kokosmilch

Zubereitung

Zwiebel und Knoblauch schälen und fein schneiden; Tomaten halbieren und würfeln. Öl im Topf erhitzen und fein geschnittene Zwiebel darin anschwitzen. Tomatenmark hinzugeben, kurz mit anschwitzen; mit Gemüsebrühe ablöschen und restliche Zutaten bis auf die Kokosmilch hinzugeben. Die Suppe 15 bis 20 Minuten leicht köcheln lassen und dann mit dem Stabmixer pürieren; Kokosmilch zugeben und fertig abschmecken.

Detox-Wochenplan

Bahn frei für die Selbstheilungskraft

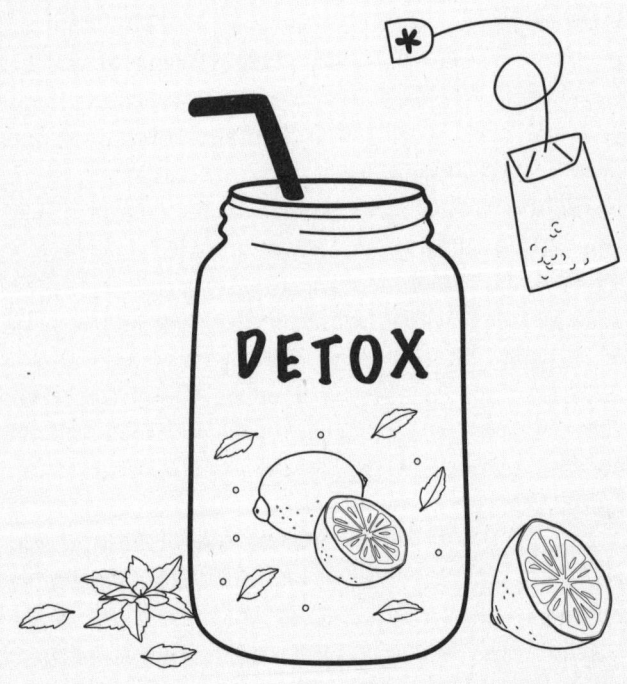

Zur Stärkung des Immunsystems und als Vorbereitung auf die empfohlene Kostumstellung hat sich eine Woche konsequenten Entgiftens bewährt. Für diesen Reinigungsprozess ist es ratsam, viel Quellwasser und Kräutertee zu trinken. Detox-Effekte werden noch enorm gesteigert, wenn Wasser, unser Hauptlebensmittel, in ausreichender Quantität und guter Qualität zur Verfügung steht. Wer auf pflanzlich-vollwertig umsteigt, nimmt bereits durch Obst und Gemüse viel gutes Wasser auf. Trotzdem ist es ratsam – besonders in der Umstellungsphase beim Fasten, aber auch in der ersten sich anschließenden veganen Zeit –, beim Trinkwasser wählerisch zu sein. Es sollte aus einer reifen Quelle stammen; das heißt ein Quellwasser sein, das in Gestalt artesischer Brunnen ohne technische Nachhilfe an die Oberfläche gelangt. Und es sollte einem persönlich optimal schmecken. Insofern empfehle ich in diesem Fall eine Wasserprobe, ähnlich einer Weinprobe. Solch ein Geschmackstest ist vor all unseren Fasten- und Detox-Kursen in TamanGa selbstverständlich. Als Basis dienen uns die sieben reifen Quellen von St. Leonhards, außerdem selbst aufbereitete Wasser. Jede(r) kann sich so sein Wasser unter zehn Sorten austesten. Das hat sich sehr bewährt.

Zusätzlich empfiehlt sich morgens der Schluck *Kurkuma-Ingwer-Shot*, um den Stoffwechsel anzuregen und zum Wärmen.

Giftstoffe – Schwermetalle, Bakteriengifte und Säuren – werden durch Zeolith, eine fein vermahlene Mineralerde, wie ein Schwamm gebunden. In der Detox-Woche beginnt damit der Tag. Zeolith hilft auch bei Sodbrennen und sollte ein bis zwei Stunden vor dem Essen getrunken werden.

Frisch gepresste Säfte schmecken und fördern das Immunsystem, nicht nur in der Detox-Woche. Karottensaft etwa senkt den Blutdruck, ist gut für Haut und Augen (Vitamin A); Rote-Bete-Saft unterstützt die Bluterneuerung und Durchblutung; Stangenselleriesaft hilft bei Herz- und Verdauungsproblemen sowie bei Heißhunger auf Süßes und erhöht die Konzentrationsfähigkeit. Ein Gerstengras-Trank wie auch alle Smoothies und Salate wirken basisch, unterstützen die Darmgesundheit und heben die Stimmung.

Montag

6 Uhr: Glas Wasser mit 1 TL Zeolith (weiße Heilerde)

8–9 Uhr: 1 EL Gerstengraspulver in 250 ml Wasser aufgelöst

11 Uhr: Smoothie, z. B. Brennnessel-Birken-Smoothie

13 Uhr: Salat, z. B. roher Sauerkrautsalat

15 Uhr: Teezeit, z. B. Ingwertee

17 Uhr: Abendsuppe, z. B. Blutreinigungssuppe (Rote-Bete-Meerrettich-Suppe)

Dienstag

6 Uhr: Glas Wasser mit 1 TL Zeolith

8–9 Uhr: 1 Glas frisch gepresster Karottensaft

11 Uhr: Smoothie, z. B. Beeren-Aronia-Smoothie

13 Uhr: Salat, z. B. roher Blumenkohlsalat

15 Uhr: Teezeit, z. B. Kurkuma-Zitronen-Tee

17 Uhr: Abendsuppe, z. B. Fastensuppe (Kohlsuppe)

Mittwoch
6 Uhr: Glas Wasser mit 1 TL Zeolith
8–9 Uhr: 1 EL Gerstengraspulver in 250 ml Wasser aufgelöst
11 Uhr: Smoothie, z. B. Grünkohl-Smoothie
13 Uhr: Salat, z. B. Selleriesalat
15 Uhr: Teezeit, z. B. Holunderbeerpunsch
17 Uhr: Abendsuppe, z. B. wärmende Suppe (Karotten-Ingwer-Suppe)

Donnerstag
6 Uhr: Glas Wasser mit 1 TL Zeolith
8–9 Uhr: 1 Glas frisch gepresster Stangenselleriesaft
11 Uhr: Smoothie, z. B. Wildkräuter-Smoothie mit Cranberries
13 Uhr: Salat, z. B. frischer Gurkensalat mit Radieschen
15 Uhr: Teezeit, z. B. Brennnesseltee
17 Uhr: Abendsuppe, z. B. Basische Detox-Suppe (Brokkolisuppe)

Freitag
6 Uhr: Glas Wasser mit 1 TL Zeolith
8–9 Uhr: 1 EL Gerstengraspulver in 250 ml Wasser aufgelöst
11 Uhr: Smoothie, z. B. Spinat-Heidelbeer-Smoothie
13 Uhr: Salat, z. B. Fenchel-Orangen-Salat
15 Uhr: Teezeit, z. B. Löwenzahn-Birkenblätter-Tee
17 Uhr: Abendsuppe, z. B. Stärkungssuppe (klare Gemüsesuppe)

Samstag
6 Uhr: Glas Wasser mit 1 TL Zeolith
8–9 Uhr: 1 Glas frisch gepresster Rote-Bete-Saft
11 Uhr: Smoothie, z. B. Löwenzahn-Gurke-Smoothie
13 Uhr: Salat, z. B. Mango-Avocado-Salat
15 Uhr: Teezeit, z. B. Brennnesseltee
17 Uhr: Abendsuppe, z. B. Rote-Radikalfänger-Suppe (Tomatensuppe)

> **Sonntag**
> 6 Uhr: Glas Wasser mit 1 TL Zeolith
> 8–9 Uhr: 1 Tasse Goldene Milch
> 11 Uhr: Smoothie, z. B. Rote-Bete-Erdbeer-Smoothie
> 13 Uhr: Salat, z. B. bunter Rohkostsalat
> 15 Uhr: Teezeit, z. B. Ingwertee
> 17 Uhr: Abendsuppe, z. B. Natürliche-Antibiotika-Suppe (Kapuzinerkresse-Suppe)

Mit den Rezepten aus dem Ratgeber *Vegan Schlank* lässt sich diese Detox-Woche zur Immunsteigerung beliebig variieren und verlängern. Die Rezepte verbinden Loslassen von überschüssigem Körpergewicht, das mit dem Risiko chronischer Entzündung verbunden ist, mit der Detox-Idee. Beides steigert die Immunkraft nachhaltig. Die eingangs erwähnte große Metastudie zu Pflanzenkost und CRP-Spiegel hat gezeigt, wie günstig es ist, den Risikofaktor Übergewicht auszuschalten, und Entgiftung nützt allen Systemen, einschließlich dem der Abwehr.

Gesunde Perspektiven

Nach fünfzig Jahren ohne Fleisch und nun zehn Jahren konsequent veganer pflanzlich-vollwertiger Kost habe ich einige persönliche Erfahrungen mit den positiven Auswirkungen. Natürlich kenne ich durch *Peace Food* auch viele, die mit auf diese Kost umgestiegen sind und nun ebenfalls auf tierproteinfreie Jahre oder sogar ein Jahrzehnt ohne Fleischkonsum zurückblicken und Veränderungen erlebten. So lässt sich generell beobachten, dass der Schweiß immer weniger stinkt und schließlich nicht mehr riecht. Diese Entwicklung geht von oben nach unten. Mundgeruch lässt bald nach, weil sich sowohl chronische Entzündungen im Mund- und Rachenraum als auch im Verdauungstrakt zurückbilden. Speziell grüne Smoothies können hier sehr helfen. Bald wird der Gebrauch von Deo überflüssig. Fußschweiß bleibt am längsten, lässt aber ebenfalls nach und hört schließlich auf. So nähern wir uns der indischen, durch Ayurveda beeinflussten Erfahrung, der gesunde Mensch dufte nach der zuletzt genossenen Frucht.

Insgesamt ergibt sich ein Ausgleich zwischen archetypisch männlichem Yang oder Sympathikus und weiblichem Yin oder Parasympathikus, und zwar indem sich der weibliche Anteil in Richtung Gleichberechtigung entwickelt. Dieser Ausgleich fördert die Immunkraft sehr. Die meisten erleben es als Sensibilisierung und Annäherung an die eigene Emotions- und Gefühlswelt. Mutter Natur kommt uns näher; Vater Staat und seine Konsumwelt rücken in den Hintergrund. Die Bewegungslust steigt und auch die, das Leben zu schmecken und zu genießen – wohingegen der Ehrgeiz, sich in der Leistungsgesellschaft zu beweisen mit dem Wunsch nach Karriere um jeden Preis, sich relativiert.

Die insgesamt veränderte Einstellung und Ausstrahlung können in dem selteneren Fall, dass der Mann diesen Weg vorausgeht, die Beziehung stabilisieren und vertiefen, besonders weil die Partnerin meist irgendwann nachzieht. In der häufigeren umgekehrten Situation, dass *sie* vorausgeht und *er* nicht nachkommt, kann nach dem *Schattenprinzip* der Abstand allmählich zur Kluft werden, die beiden schließlich unüberbrückbar erscheint. Dem sollte *sie* von Anfang an vorbeugen, vor allem, wenn Kinder mit im Spiel (des Lebens) sind, die unter kriegsähnlichen Auseinandersetzungen bis hin zur Trennung der Familie leiden.

Die Dramen beginnen meist harmlos. Obwohl *sie* kein Fleisch mehr isst, bereitet sie ihm seine Schnitzel und Steaks weiter zu – erst aus Liebe, dann aus Gewohnheit und schließlich mit wachsendem Abscheu. Schließlich wird sie damit aufhören und er sich »sein Fleisch« womöglich woanders suchen. Nach Jahren der Sensibilisierung wird sie einen stärkeren Ventilator für Bad und Toilette beantragen, dann seine Wäsche nicht mehr waschen wollen. Das sind er(n)ste Anzeichen, da sie ihn eigentlich nicht mehr riechen kann, was sinnlich-erotische Entfremdung nach sich zieht.

Meinen Rat, ihre Sensibilisierung zu bremsen, lehnt sie meist ab. Selbst wenn ich ihre Beschwerden, wie sehr der Partner stinke und sich in die Sackgasse bewege, richtigstelle mit dem Hinweis, dass er sich gar nicht, aber sie sich umso mehr geändert habe. Jedenfalls ist sie kaum bereit, Schritte zurück zu machen, sondern schwärmt von Erfahrungen mit immer tieferen Meditationen, auch von erfüllenden Erlebnissen in der Natur mit Libellen und sogar Vögeln, die ganz zutraulich auf ihr Platz nähmen.

Wenn *er* dann die Söhne essensmäßig auf seine Seite zieht und *sie* mit den Töchtern erst in der Ernährung, dann generell immer konsequenter den eigenen Lebensstil verfolgt, trennen sich ihre Wege. Einige führen den Krieg um die Ernährung sogar noch nach der Scheidung über die Kinder weiter, die nun zwischen alle Stühle geraten. Während sie immer strikter gesund kocht und feinsinniger fühlt, geht er mit den Kindern am Wochenende vorsätzlich in den Hamburger- oder Dönerladen.

Also Vorsicht: Essen ist wichtig und bietet große Chancen nicht nur im Hinblick auf Abwehrsteigerung, aber es ist nicht das Wichtigste und nicht wert, die Familie daran zerbrechen zu lassen. Insofern würde ich allen dringend ans Herz legen, die ganze Familie gleich mit ins Boot zu holen, sie durch Geschmack und Genuss zu begeistern und zu verzaubern. Dazu ist gute vegane Küche mit besten pflanzlich-vollwertigen Produkten in der Lage. Voraneilenden Frauen rate ich, den Partner von Anfang an einzubeziehen, sonst bleibt er auf der Strecke und mit ihm die Beziehung und letztlich auch das Wohl der Kinder.

Der erwähnte Film *The Game Changers* ist ideal, um Männer für diesen Weg zu gewinnen. Andere Dokumentarfilme wie *Gabel statt Skalpell* mit Colin Campbell und Caldwell Esselstyn oder *Hope for all* von Nina Messinger können Frauen leichter abholen.

Aus eigener Erfahrung kann ich nur von Herzen einladen, sich diese enorme Erleichterung, die pflanzlich-vollwertige Kost uns schenkt, auf dem Lebensweg zu gönnen. Sie ist die beste mir bekannte Immunstärkung und dabei so viel mehr. Jede(r) Einzelne kann sich Grippewellen ersparen, und wir alle können nachhaltiges Wohlergehen gemeinsam verwirklichen und ein Wunder wirken – in unserem Körperland, unserem Land, unserer Welt.

ANHANG

Anmerkungen

1. Das immunregulierende Potenzial dieses naturheilkundlichen Produkts »Rechtsregulat« ist durch Untersuchungen der TU München und des Wissenschaftszentrums Freising-Weihenstephan belegt, aber vor allem durch eine prospektive, randomisierte und Placebo-kontrollierte Humanstudie, die beste Studienform: Schoen C. et al., Regulatory effects of a fermented food concentrate on immune function parameters in healthy volunteers, in: *Nutrition* 2009; 25 (5): 499–505. Weitere Studien zur kaskadenförmigen Fermentation: Hippeli S. et al., Antioxidant and immune modulatory activities of fruit and vegetable extracts after »cascade fermentation«, in: *Current Topics Biochemical Research* 2007; 9: 83–97; Erbacher, U., Die Wirkung von Regulat Spezial Diabetic – eine prospektive Studie, in: *OM & Ernährung* 2010; Nr. 130.
2. https://www.ncbi.nlm.nih.gov/pubmed/22423139
3. Campbell, T. C./Campbell, T. M., *China Study. Die wissenschaftliche Begründung für eine vegane Ernährungsweise.* Verlag Systemische Medizin, 4. Aufl. 2017.
4. https://www.ncbi.nlm.nih.gov/pubmed/10866042. https://www.hilarispublisher.com/open-access/multivitamin-supplementation-supports-immune-function-andameliorates-conditions-triggered-by-reduced-air-quality-2376-1318-1000128.pdf
5. https://www.researchgate.net/publication/328496175_Vitamin_E_and_Influenza_Virus_Infection_Vitamin_E_and_Influenza_Virus_Infection
6. www.grassrootshealth.net/blog/first-data-published-covid-19-severity-vitamin-d-levels/

7   Greger, M., *How not to die. Entdecken Sie Nahrungsmittel, die Ihr Leben verlängern – und bewiesenermaßen Krankheiten vorbeugen und heilen.* Unimedica, 3. Aufl. 2019.

8   Popp, F.-A., *Biophotonen. Neue Horizonte in der Medizin.* Haug, 3. Aufl. 2006.

9   Leitzmann, C./Keller, M., *Vegetarische und vegane Ernährung.* UTB, 4. Aufl. 2019, und: Leitzmann, C./Müller, C./Michel, P. et al., *Ernährung in Prävention und Therapie.* Hippokrates, 3. Aufl. 2009.

10 Esselstyn, C. B.: *Essen gegen Herzinfarkt. Das revolutionäre Ernährungskonzept.* Trias, 2. Aufl. 2018.

11 Nishi K./Kondo A./Okamoto T. et al., Immunostimulatory in vitro and in vivo effects of a watersoluble extract from kale, in: *Biosci Biotechnol. Biochem.* 2011; 75 (1): 40–6.

12 Veldhoen, M., Direct interactions between intestinal immune-cells and the diet, in: *Cell Cycle* 2012, Feb 1; 11 (3): 426–7.

13 Seeram, N. P., Berry fruits for cancer prevention: Current status and future prospects, in: *J Agric Food Chem.* 2008; 56 (3): 630–5.

14 Maydalawich A. F./Carr R. I., *J Med Food* 2010; 13 (2); 371–81.

15 Béliveau R./Gingras D., *Krebszellen mögen keine Himbeeren. Nahrungsmittel gegen Krebs.* Goldmann 2018.

16 Spezielle Quellenangaben hierzu finden sich neben Hinweisen zu mehr als 80 weiteren Studien zu abwehrsteigernden Pflanzen in meinem Buch *Schutz vor Infektionen. Immunkraft steigern – natürlich und nachhaltig.* Terzium 2020.

Veröffentlichung von Ruediger Dahlke

Herzliche Einladung, Mein Weg-Weiser gratis zu beziehen über: www.dahlke.at. Berichtet wird, wie es zu »viel-und-70« Büchern kam, über die Schattenseiten davon und warum ich noch so gern weiterschreibe. Es enthält Tipps von meinem Weg, und ich freue mich, wenn Sie dieses Buch lesen, mich besser verstehen, es weitergeben, verschenken, empfehlen.

Neuerscheinungen 2020: Schutz vor Infektionen. Immunkraft steigern – natürlich und nachhaltig (Terzium) • Menschliche Medizin (Crotona) • Individualgewicht (Goldmann Arkana) • *Peace Food* – Das Healing-Kochbuch für die ganze Familie (GU). Neu 2019: Krebs – Wachstum auf Abwegen • Körper-Geist-Seelen-Detox (beide Goldmann Arkana) • Jetzt einfach Atmen (ZS); Das große Peace-Food-Buch (GU). Neu 2018: Die Hollywood-Therapie – was Filme über uns verraten (mit Margit Dahlke), Edition Einblick (www.heilkundeinstitut.at) • Das Alter als Geschenk (Goldmann Arkana) • Die *Peace Food Keto*-Kur (GU) • Jetzt einfach meditieren (ZS) • Kurzzeit-Fasten (Südwest).
Grundlagenwerke: Die Schicksalsgesetze. Spielregeln fürs Leben, 2009 • Das Schattenprinzip: Die Aussöhnung mit unserer verborgenen Seite, 2010 • Die Lebensprinzipien: Wege zu Selbsterkenntnis, Vorbeugung und Heilung (mit Margit Dahlke), 2011 (alle Goldmann Arkana).
Krankheitsdeutung und Heilung: Krankheit als Symbol, Bertelsmann 2014 • Krankheit als Weg (mit T. Dethlefsen), 2000 • Krankheit als Sprache der Seele, 2008 • Wenn wir gegen uns selbst kämpfen, 2015 • Die Schattenreise ins Licht:

Depressionen überwinden, 2014 • Seeleninfarkt. Zwischen Burn-out und Bore-out, 2013 • Krankheit als Sprache der Kinderseele (mit V. Kaesemann), 2010 • Frauen-Heil-Kunde (mit M. Dahlke und V. Zahn), 2003 • Herz(ens)probleme, 2011 • Das Raucherbuch, 2011 (alle Goldmann Arkana) • Verdauungsprobleme, Knaur 2001.

Weitere Deutungsbücher: Hör auf, gegen die Wand zu laufen, Goldmann 2017 • Die Spuren der Seele (mit R. Fasel), GU 2010 • Der Körper als Spiegel der Seele, 2009 (www.heilkundeinstitut.at) • Tiere als Spiegel der menschlichen Seele (mit I. Baumgartner), 2016 • Omega – Im inneren Reichtum ankommen (mit V. Lindau), 2017 • Psychologie des Geldes, 2011 (alle Goldmann).

Krisenbewältigung: Die Liste vor der Kiste, 2014 • Meine besten Gesundheits-Tipps, 2020 (beide Terzium) • Von der großen Verwandlung, Crotona 2011 • Lebenskrisen als Entwicklungschancen • Wenn Sex und Liebe sich wieder finden, 2017 (beide Goldmann).

Gesundheit und Ernährung: *Peace Food* • *Peace Food* – das vegane Kochbuch, 2011 • Vegan für Einsteiger, 2014 • *Peace Food* – vegan einfach schnell, 2015 (alle GU) • Das Lebensenergie-Kochbuch: Vegan und glutenfrei • Geheimnis der Lebensenergie, 2015 (beide Goldmann Arkana) • Vegan schlank (www.heilkundeinstitut.at) • Störfelder und Kraftplätze, Crotona 2013.

Fasten: Das große Buch vom Fasten, Goldmann 2019 • Jetzt einfach Fasten, ZS 2017 • Fasten-Wandern, Droemer Knaur 2017 • Bewusst Fasten, Urania 2016 • Ganzheitliche Wege zu ansteckender Gesundheit, 2011 • Das kleine Buch vom Fasten, 2011 (beide www.heilkundeinstitut.at).

Meditation und Mandala: Mandalas der Welt, Goldmann 2012 • Arbeitsbuch Mandala-Therapie, 2010 • Mandala-

Block, 1984 • Worte der Weisheit (alle www.heilkunde-institut.at) • Weisheitsworte der Seele, 2012 • Die Kraft der vier Elemente (mit Bildern von Bruno Blum), 2011 (beide Crotona).

Roman: Habakuck und Hibbelig – das Märchen von der Welt, Allegria 2004.

Audios, Geführte Meditationen auf CD: Informationen über www.dahlke.at

Adressen

Informationen zu Seminaren, Ausbildungen,
Trainings, Vorträgen

Heil-Kunde-Institut TamanGa
A-8462 Gamlitz, Labitschberg 4
(25 Minuten vom Flughafen Graz entfernt)
Tel.: 0043 316 7198885, Fax: 0043 316 7198886
Internet: www.dahlke.at; E-Mail: info@dahlke.at

Informationen zu Natur-Kur und
Regenerations-Ferien für Gruppen und Einzelgäste

Seminar- und Gesundheits-Zentrum TamanGa
A-8462 Gamlitz, Labitschberg 4
Internet: www.tamanga.at

Webshop (von Ruediger Dahlke empfohlene
Gesundheitsprodukte, Bücher, Filme, CDs):
www.heilkundeinstitut.at

Internet-Community: www.lebenswandelschule.com

IMMUNBOOSTER

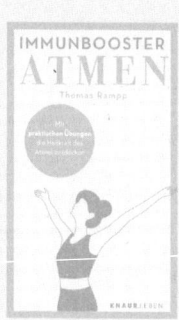

Thomas Rampp
IMMUNBOOSTER Atmen
*Mit praktischen Übungen
die Heilkraft des Atems entdecken*
ISBN 978-3-426-87907-8

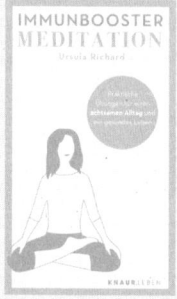

Ursula Richard
IMMUNBOOSTER Meditation
*Praktische Übungen
für einen achtsamen Alltag und
ein gesundes Leben*
ISBN 978-3-426-87908-5

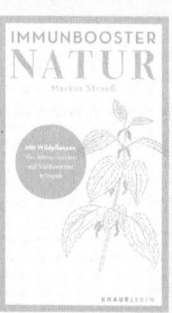

Markus Strauß
IMMUNBOOSTER Natur
*Mit Wildpflanzen das Immunsystem
auf Vordermann bringen*
ISBN 978-3-426-87909-2

sind die »beste Medizin«

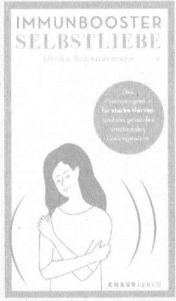

Ulrike Scheuermann
IMMUNBOOSTER Selbstliebe
*Das Praxisprogramm für starke
Nerven und ein gesundes emotionales
Gleichgewicht*
ISBN 978-3-426-87910-8

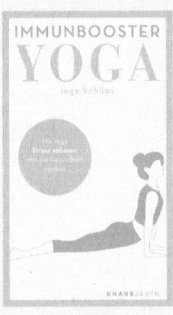

Inge Schöps
IMMUNBOOSTER Yoga
*Mit Yoga Stress abbauen und
die Gesundheit stärken*
ISBN 978-3-426-87911-5

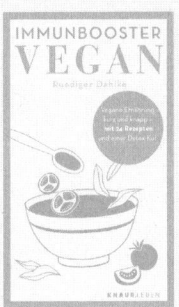

Ruediger Dahlke
IMMUNBOOSTER vegan
*Vegane Ernährung kurz und knapp –
mit 24 Rezepten und einer Detox-Kur*
ISBN 978-3-426-87912-2